打开心灵之门

自我心理调控手册

Open the Door
of the Soul

Handbook of
Self-Psychological Regulation

袁 红　姜荣环　王 昆 ——— 主编

化学工业出版社

·北京·

内 容 简 介

现代社会，生活节奏快、压力大，不同的人都会有不同程度的情绪波动和心理压力。蓄积在心中的压力，如果得不到及时的纾解，长此以往，会影响到身心健康。自我心理调控是应对心理问题最有效的手段之一。本书通过作者多年从事心理咨询工作积累的经验、方法与案例，用生动的语言向读者讲述如何识别情绪、管理情绪，进行自我心理调控，以期使读者打开心灵之门，保持淡定、从容的心态，提高生活的幸福感和满足感。

本书适用于心理压力较高、情绪波动较大的普通大众。

图书在版编目（CIP）数据

打开心灵之门：自我心理调控手册 / 袁红，姜荣环，王昆主编 . —北京：化学工业出版社，2020.11

ISBN 978-7-122-37768-5

Ⅰ．①打⋯　Ⅱ．①袁⋯②姜⋯③王⋯　Ⅲ．①心理调节—手册　Ⅳ．① R395.6-62

中国版本图书馆 CIP 数据核字（2020）第 177539 号

责任编辑：杨燕玲　　　　　　　装帧设计：史利平
责任校对：李　爽

出版发行：化学工业出版社（北京市东城区青年湖南街 13 号　邮政编码 100011）
印　　装：大厂聚鑫印刷有限责任公司
787mm×1092mm　1/32　印张 6¾　字数 118 千字　2021 年 1 月北京第 1 版第 1 次印刷

购书咨询：010-64518888　　售后服务：010-64518899
网　　址：http://www.cip.com.cn
凡购买本书，如有缺损质量问题，本社销售中心负责调换。

定　价：49.80 元

编著者名单

主　审	刘　亮	刘　涛		
主　编	袁　红	姜荣环	王　昆	
副主编	袁家晶	范新娜	张振文	马洪杰
编　委	袁　红	姜荣环	王　昆	袁家晶
	范新娜	张振文	马洪杰	李珂仪
	岳利群	郭聪荣	彭　旭	宋慧娜
	彭卫平	梁翰辞	万　琼	董玉茹
	周小双	孙丽云	王　蕾	崔　立
	夏　玲	蒋晓旭	路　静	石景辉
	陈金宏	杨　宇	胡应朝	董丽燕

前 言

改革开放以来，我国经济迅速发展，人们的生活水平不断提高，衣食住行等生存和安全需求得到了极大的满足，精神需求也不断向高层次迈进。经济飞速发展的同时，必然给人们带来了更大的精神压力，如价值观的多元化、更多的自由、更多的选择、更多的矛盾冲突、更多的烦恼焦虑。现实中的人们越来越需要快速适应社会，其中会遇到许多挫折，心理健康问题也日渐增多。

现实生活中，升学、就业、婚姻、事业发展等日常生活事件的竞争冲突始终存在，自然灾害、人为事故和公共卫生事件的突发，国际间竞争复杂性、对抗性、残酷性和非对称性的明显增强，心理攻击和精神震慑强度加大，对人们心理素质提出了越来越高的要求。

为有效减少人们心理问题的发生，维护人们心理健康，提高心理素质所进行的一系列心理健康服务工作，是提高人们生活幸福感、满足感的重要途径。自我心理调控是直接应对心理问题最有效的手段之一。此外，在这场无硝烟的自我防护博弈中，中医也彰显奇效。按照祖先留给我们的中医子午流注图，调节我们的五脏六腑，管理好我们的情绪（即中医讲的"七情"），才能保持淡定、从容的心态，不忘初心。希望我们编写的这本手册，成为打开您心灵之门的钥匙，助力您的情绪自我调节和管理。

解放军总医院第一医学中心医学心理科　姜荣环主任

2020 年 4 月

寄　语

　　成长是每个人毕生都要面对的问题。对此，即便采取不闻不问或掩耳盗铃的消极态度，也不能阻止成长的时时发生，反而成长可能因被忽略和被否认而以一种负面的形式呈现。相反地，积极、主动、自觉地意识到自我成长的意义并使之表里如一地实现，自我的完善就不再是困难的事了。老子《道德经》说的"图难于其易，为大于其细。天下难事，必作于易，天下大事，必作于细。"就是这个道理。

　　自我成长可细分为自我剖析、自我评价、自我激励、自我设计、自我调控、自我教育、自我医治，是每个人都应掌握的，其中自我调控尤为重要。

　　在实现自我人生价值的过程中，每一个人都不可避免地需要人际交往。因此，无论是以服务或被服务的方式直接地面对他人，还是以自己的作品、讲演等间接地面对他人，都有必要时刻注意调节自己的言行，控制自己的情绪，进行有效的自我调控。只有这样，才能展示出具有自己独特魅力的社会形象，将自己的技术、专长发挥出最佳效果，使自己和他人、个体和集体都受益。

相反，如果一个人自我调控不良，他人便会不注意其外表形象和内在气质，意气用事、言行不当，能力再强也是枉然，并不能为大众造福。自我调控是在时时刻刻自我反省的基础上，及时、敏锐地发现自己已经出现和即将出现的问题，并进行同步自我调适和控制。

自我心理调控不仅是自我成长与完善的有效方法，还是自身素质和业务水平提高的基本手段和必由之路。希望我们携手并行，共建和谐，为心理健康服务事业的发展添砖加瓦。

解放军总医院第三医学中心军人心理门诊　　袁红博士
强军网公益心理咨询优秀督导师
2020 年 4 月

目 录

心理健康频道 1 ························· 1

人生小故事：享受交往的乐趣，不要把
自己变成"孤岛" ······················· 1

心理驿站：在人生不幸时，用情绪自救 ····· 4

面对失去 ······························· 4

心理透视：女巫的宝石 ··················· 5

心理减压：ABC 三部曲 ·················· 7

心理健康频道 2 ························· 9

专题开讲：如何区分心理问题和思想问题··· 9

心理娱乐场：心理减压操，简单又有效··· 11

亚健康状态自测 ························· 12

心理调控的方法 ························· 14

心灵鸡汤 ······························· 17

心理健康频道 3 ························· 18

走进心理咨询 ··························· 18

专题开讲：成功需要具备的心理素质········ 19

了解心情两步走：如何面对每天不开心的

事情·· 21

心理健康频道 4 ·· 23

做自己的咨询师，调节"负情绪"········ 23

官兵减压用"心"招························· 25

积极心态带来幸运························· 26

基层"心"声······························ 28

心理健康频道 5 ·· 31

心理平衡自我调节方法····················· 31

心理哲理：大鱼吃小鱼····················· 32

心激励：树的标准························· 33

退伍要定································· 34

快乐密码：态度决定快乐指数············· 36

心理健康频道 6 ·· 38

巧妙运用 16 种负面情绪 ················· 38

心理与生活：听的艺术····················· 41

心理小故事：两个和尚····················· 42

驾驶员的心理调适························· 43

微笑····································· 45

心理健康频道 7 47

　　快乐密码：大脑情绪天生有别 47

　　心理讲堂：擦亮你的性格 48

　　良好性格的培养 49

　　心理游戏：画出你的情绪地图 50

　　识别焦虑 51

心理健康频道 8 53

　　快速解压的 10 个小习惯 53

　　心理与生活：聪明的小男孩 56

　　你的适应能力强吗？ 56

　　快乐密码：快乐就在你心中 59

心理健康频道 9 61

　　拯救"抑郁"，关爱健康 61

　　梦中颜色代表的意义 63

　　心理透视 65

　　心理游戏：情绪表达 69

　　心理健康：人人都需要心理咨询 70

心理健康频道 10 72

　　逆境是人生的试金石 72

人生故事：只差一遍鸡叫——多一分坚忍，
　　多一分成功 …………………………………… 74

消除心理压力的方法 …………………………… 76

心理健康评价标准 ……………………………… 78

心理健康频道 11 …………………………………… 81

格式塔自我心理疗法 …………………………… 81

心理透视："半杯水" …………………………… 83

适合中国人的十大减压方法 …………………… 84

保健谚语辑录 …………………………………… 85

心理健康频道 12 …………………………………… 87

心理减压保健操 ………………………………… 87

心理透视：森林木屋 …………………………… 89

蝴蝶引起的风暴 ………………………………… 93

什么情况下应该去看心理医生 ………………… 94

心理健康频道 13 …………………………………… 97

人生小故事：巧妙的反击——幽默 ………… 97

自感健康的心态不可少 ………………………… 98

心理减压：唱走坏心情，唱出好情绪 ……… 99

心理透视：点菜看性格 ……………………… 102

心理健康频道 14 ·················· 104

人生小故事：永不挣脱的水牛——思维定式 … 104

心理减压：哭泣不宜超过 15 分钟 ……… 107

心理透视：拿杯子与你的欲望 ············· 108

抑郁症常被伪装 ·························· 109

心理健康频道 15 ·················· 110

心理透视：你是一个懂得感恩的人吗？ … 110

心理健康的判别标准 ·····················111

如果你寻找快乐，你就会找到快乐 ……… 113

哭是一种最简单的宣泄方法 ············· 115

过度关注身体怎么办 ····················· 116

心理健康频道 16 ·················· 118

人生小故事：生死边缘的徘徊——抑郁… 118

别让生命留下遗憾 ······················ 120

装笑：简单而有效的自救方法 ············· 121

心理透视：强盗打劫 ····················· 123

心调节：让心情快乐的方法 ············· 124

心理健康频道 17 ·················· 126

人生小故事：特殊的寻找者——完美主义… 126

笑是人类生来就有的情绪药 ············· 129

心理驿站：四种方法给心灵疗伤 ⋯⋯⋯⋯⋯ 131

心灵鸡汤：因为有了你——精神 ⋯⋯⋯⋯ 131

心理透视：你也可以解梦 ⋯⋯⋯⋯⋯⋯⋯ 133

心理健康频道 18 ⋯⋯⋯⋯⋯⋯ 135

人生小故事：突来的困惑——忧郁症⋯⋯⋯ 135

心情抑郁者吃什么 ⋯⋯⋯⋯⋯⋯⋯⋯⋯ 137

人生小故事：在不幸中心存期盼，而不是
　心存绝望 ⋯⋯⋯⋯⋯⋯⋯⋯⋯⋯⋯ 138

心理透视：从熬夜习惯测性格 ⋯⋯⋯⋯⋯ 140

心激励：自信为我当啦啦队 ⋯⋯⋯⋯⋯⋯ 141

心理健康频道 19 ⋯⋯⋯⋯⋯⋯ 143

生病时更要保持心理健康 ⋯⋯⋯⋯⋯⋯⋯ 143

人生小故事：刹那间的灵感——潜意识的
　自我完善 ⋯⋯⋯⋯⋯⋯⋯⋯⋯⋯⋯ 145

心理减压：食物也能拯救你的情绪 ⋯⋯⋯ 146

心理透视：基本性格倾向 ⋯⋯⋯⋯⋯⋯⋯ 148

心处方：巧妙泄怒 ⋯⋯⋯⋯⋯⋯⋯⋯⋯ 150

心理健康频道 20 ⋯⋯⋯⋯⋯⋯ 152

人生小故事：士兵的反常行为——应激
　反应 ⋯⋯⋯⋯⋯⋯⋯⋯⋯⋯⋯⋯⋯ 152

情绪跟感冒一样也是会传染的，在心理学
上叫"踢猫效应"……………… 154

心理减压：游泳可以调节心情……………… 156

保持心理健康妙招……………… 157

充分认识心理健康服务的重要性………… 157

心理健康频道 21 …………………… 160

人生小故事：和尚在，我去哪儿了——
自我认知……………… 160

心理减压：好心情，从慢跑开始………… 162

"十不"心理保健歌 …………… 164

心理驿站：角色转换的心理困惑………… 165

心理健康频道 22 …………………… 169

人生小故事：对待生命的态度………… 169

自杀六征兆……………… 170

关爱生命，珍惜生命………… 171

基层部队常见心理问题………… 172

给"心理应激"减减压……………… 174

心理健康频道 23 …………………… 176

心理小故事：买烟…………… 176

心咨询：蓝色能增强自信，减轻压力…… 176

心理学快餐：多一些排解，少一些焦虑… 177

心理健康频道 24 ⋯⋯⋯⋯⋯⋯⋯⋯ 180

　　心讲座：小心那些被压抑的愤怒⋯⋯⋯⋯ 180

　　心理学快餐：睡眠的自我管理⋯⋯⋯⋯⋯ 182

　　心咨询：金钱买不到幸福⋯⋯⋯⋯⋯⋯⋯ 185

　　养心坊：幸福递减率⋯⋯⋯⋯⋯⋯⋯⋯⋯ 186

　　心岛词典：瓦伦达心态⋯⋯⋯⋯⋯⋯⋯⋯ 187

附录1：中医"子午流注"⋯⋯⋯⋯⋯⋯⋯ 188

附录2：中医"七情"知多少⋯⋯⋯⋯⋯⋯ 192

心理健康频道 1

 人生小故事

享受交往的乐趣，不要把自己变成"孤岛"

在人生的舞台上，你需要观众，需要朋友，需要掌声，需要帮助。谁都不可能成为鲁滨孙那样的孤胆英雄，不管你是商界的领军人物，还是普通的职员，都不可能在人生的舞台上孤零零地起舞。

美国著名的成功学大师戴尔·卡耐基经过长期研究得出结论："专业知识在一个人取得成功中的作用只占15%，而其余的85%则取决于人际关系。"所以，无论你从事什么职业，只要学会与人相处，你就在成功的路上走了85%的路程，在个人幸福的路上走了99%的路程了。

艾德沃·波克被称为美国杂志界的一个奇才，但谁能想象他当初经历的困苦和磨难。6岁时，他随家人移民至美国，在美国的贫民窟中长大，一生中仅上过6年学。上学期间，他仍然要每天工作赚钱。13岁时他放弃学业，到一家电信公司工作。然而，他并没有就此放弃学习，依然坚持自修。最重要的是，他很早就懂得经营人际关系。他省下工钱、午餐钱，买了一套《全美名流人物传记大成》。

接着，他做出了一个让任何人都意想不到的事——直接写信给书中的人物，询问他们书中没有记载的童年及往事。例如，他写信给当时的总统候选人哥菲德将军，问他是否真的在拖船上工作过，他写信给格兰特将军，问他有关南北战争的事。

那时候的小波克年仅 14 岁，周薪只有 6 美元，他就是用这种方法结识了美国当时最有名望的大人物：诗人、哲学家、知名作家、大商贾、军政要员等。当时的那些名人，也都乐意接见这位可爱的、充满好奇心的少年。

小波克因此获得了多位名人的接见，他决定利用这些非同寻常的关系来改变自己的命运。他开始努力学习写作技巧，毛遂自荐，替名人写传记。之后，他收到了像雪片一样的订单，甚至需要雇佣 6 名助手，这时的波克还不到 20 岁。

不久，这个传奇性的年轻人，被《家庭妇女》杂志聘为编辑，一做就是三十年，他将这份杂志办成全美最畅销的妇女刊物。特殊的人际关系成就了艾德沃·波克，让这样一个一无所有的少年取得了一般人难以想象的成就。

在 21 世纪的今天，将自己束之高阁只会让你陷入孤立无援的状态。无论是保险、传媒、广告，还是金融、科技、证券等各个领域，人际关系都是一个日渐重要的课题。

从某种意义上说，人际关系是一个人通往财富、荣誉、成功之路的门票，只有拥有了这张门票，你的专业知识才能发挥作用。

结婚已经 18 年的威廉·史坦是一位股票经纪人，因为工作压力使得性格日益孤僻。18 年来，他不苟言笑，在面对陌生人的时候更是摆出一副严肃的面孔。这让他既失去了很多生意上的机会，也失去了结识更多朋友的机会，他甚至被别人戏称为"最闷闷不乐的人"。

直到有一天，他觉得深陷人际的孤岛是一件相当痛苦的事情，于是他试着做一些努力。当他听说微笑的作用后，就决定试一个星期看看。

第二天早上梳头的时候，他就对自己说：你要微笑起来，多一些亲和力。当他带着微笑去和最近一个令他颇为头疼的客户谈生意时，他意外地感觉到了对方的转变。而这次谈判异常顺利，后来这位客户成了他的朋友。

有一次，威廉·史坦问起这件事。那人说，自从和威廉·史坦接触以来，都没有看到过一次他的笑容，这让客户有了抵触情绪。而那次威廉·史坦竟然带着微笑和他交谈，这使他激动不已。他说威廉·史坦在微笑的时候，充满了慈祥。

从此以后，威廉·史坦在和别人，尤其是和陌生人打交道的时候，都会面带微笑。威廉·史坦成功地把自己从"高高的阁楼"中解放出来，也因此获益不少，有了更多的朋友。他也跟着积极起来，他开始不再一味地批评他人，而是学着赏识和赞美他人。他已经开始尝试着站在别人的角度来看事物，而不只强调自己的需要。

要想成功，就一定要营造一个成功的人际关系。一个在社会上孤军奋战的人，力量小得可怜，即使他再有知识，再有技能，也很难得到施展的空间。人需要理解，需要倾诉，需要微笑，需要关怀，所以人不能孤孤单单地活一辈子。

 心理驿站

在人生不幸时，用情绪自救

如何对付人生遇到的各种不幸？心理专家提出的忠告是：把苦恼、不幸、痛苦等当作人生不可避免的一部分。当你遇到不幸时，你得抬起头来，严肃对待，并对自己说："这没有什么了不起，它不可能打败我。"其后，你得不断向自己重复使人愉快高兴的话："这一切都会过去。"面对巨大不幸，要宽容自己，这也许是最难应付的人生挑战。宽恕他人比宽恕自己容易得多，没有一种惩罚比自我责备更为痛苦。

人们无法控制不幸之事在身上发生，可对于发生的不幸之事的反应是可以加以控制的。以积极的心态来应付不幸，会收到良好的效果。

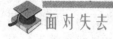 面对失去

一个人坐在轮船的甲板上看报纸，突然一阵大风把他新买的帽子刮入大海。他用手摸了一下头，看看飘落

的帽子，又看起报纸来。旁边有人大惑不解："先生，你的帽子被刮进大海了！""知道了，谢谢！"他仍继续读报。"可那帽子值几十美元呢！""是的，我正在考虑怎样省钱再买一顶呢！帽子丢了，我很心疼，可它还能回来吗？"说完，那人继续看报纸。失去的已经失去，何必为之耿耿于怀呢？

许多人都有过丢失某种重要或心爱之物的经历，因而心里倍受折磨。究其原因，就是我们没有调整心态面对失去，只沉湎于已不存在的东西。与其为失去而懊悔，不如考虑怎样才能得到新的。人生有许多事情要做，为什么要为一时的失去而一直伤心呢？失去并不意味着失败，失去后还可以重新拥有。这才是成功者应该具备的心态。

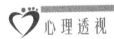 心理透视

女巫的宝石

传说在遥远的森林里，有一位神秘的女巫，她有一块幸运的宝石。有幸亲眼见到她的人，都可以在宝石面前许一个愿望，所有的美梦都会成真。人们对此半信半疑，你如何看待这件事呢？

A. 不相信会有女巫，不肯做寻找女巫的傻事。

B. 抱着试一试的想法上了路，刚走进森林就遇到了一位美丽善良的姑娘，误以为她就是女巫变的。于是请求姑娘做自己的妻子，从此过着幸福生活。后来虽然知

道了这位姑娘不是女巫而是猎人的女儿，仍然无怨无悔。

C. 相信真的会有女巫，并且决定去寻找她。走到半路，不幸得了一场大病，于是放弃了寻找。

D. 相信真的会有女巫，历尽千辛万苦去寻找，走遍了那座森林也没有见到女巫的踪影，最后失望地死在树林中。

E. 相信真的会有女巫，历尽千辛万苦去寻找，看见一个林子里有许多女孩，却认为她们过于普通，不是女巫，就继续往林子深处去寻找，最后，一个女巫也没有看到，感到很失望。

F. 相信真的会有女巫，历尽千辛万苦却没有找到。但是在森林的腹地有一片美不胜收的绿洲，决定在这里建一座自己的小屋，快乐地生活下去。

心理透视答案

A. 你更愿意相信眼前的生活，不愿意付出更多的辛苦和努力去相信真的会有女巫，也不会去寻找她。

B. 你是一个很清醒的人，对生活既没有太过分的奢望，也不会草率凑合。你相信事情永远只有更好，没有最好。因而，幸福在眼前的时候，你会紧紧地抓住它；幸福不在的时候，你也不会强求。

C. 你是那种一般对事物保持三分钟热度的人，因而幸福常常与你擦肩而过。

D. 一味追求新的东西，所以你也失去了人生中许多难得的美丽。

E. 你的悲观、固执、对生活太高的奢望，都是你不能幸福的根源。你总在追求最好，因而错过了许多美好。如果你能换一种方式去看幸福，也许会得到更多的幸福。

F. 你是有理想但不固执的人，你总能从生活中发现新的乐趣。那些本不属于幸福的机会经你发觉，变成了难得的幸福。生活总是奖励那些喜欢创造生活乐趣的人，你当然比别人有更多的幸福机缘。

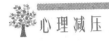 心理减压

ABC 三部曲

生活中难免会遇到诸如考学失利、竞争受挫、升迁无望等各种压力。有压力并非坏事，心理学家认为，适度的压力可以激发人的行为动机和内在潜能，成为竞争中取胜的动力和源泉。但是，俗语云："过，犹不及也。"如果感到烦闷、焦躁、孤独、厌倦等消极情绪频繁向我们侵袭而来，这就是"超压"的预兆，该减压了。只有给心灵适度的减压，适当的调节，才能尽快摆脱不良心境的缠绕。纵观我自己的历程，"心理感冒"也时有发生，或轻或重，但每次自己都能坦然面对，悄然化解。我把这种自我减压的方法总结为"ABC 三部曲"，供大家参考。

A 代表 Attraction，就是使自己变得富有吸引力。其实，我们生活中的种种烦恼很大程度上来自于与他人交往的不顺和与周围环境的不和谐。所以，不妨尝试改变一下自己，让自己更有幽默感。"遇事幽一默，干戈化玉帛。"试着敞开胸襟接纳和赞许他人，多几分宽容，少一

些怨恨；多几分真挚诚信，少一些嫉妒猜忌，再加上不断注意提升自身修养和品位，增强人际吸引力，这样你就会发现身边愿意和你亲近的人越来越多。

B 代表 Behaviour，就是用有效的行动来缓解压力。积极有效的行动是获取事业成功的一大要素，也是帮助我们走出心理怪圈的一剂良方。当你处于心情低谷时，千万不要沉溺于怨天尤人或自怨自艾。这时你可以转移注意力，去打一场激烈的球赛，或者选一本平时很想看却没看的书来读，也可以找朋友畅快地倾诉，或尝试做一些对别人有帮助和很有意义的事情。行动会让人变得快乐，也可以激发你的自信和进取心，是有效的减压方法。

C 代表 Confidence，爱默生曾说，自信是成功的第一要诀。坚持相信自己，不断肯定自己，就拥有了成功的最大砝码。深陷危机时，缺乏自信的人看到的往往只是无法克服的危险和不可逾越的屏障，而有足够自信的人却能从危难中发现机遇，哪怕只有一线生机，也能找到新的希望，从而获取成功。所以，挫折是暂时的，失败只是迈向成功征途上的路障。若因一时的受挫就对自己的能力一味心存怀疑乃至畏缩不前，只会使自己心理包袱越来越沉重，逐渐丧失前进的信心和拼搏的勇气，失去自我价值感，并最终失去成功的机会。

心理健康频道 2

 专题开讲

如何区分心理问题和思想问题

在实际工作中，我们会经常遇到一个问题：如何区分出现的问题是思想问题还是心理问题？

我们先来看几个观点。

1. 心理问题严重之后会变成一种病，受伤害的是当事人自己，受影响的是当事人家庭；思想问题严重之后还是思想问题。

2. 有心理问题的人离开单位后还会有心理问题；思想问题在离开工作岗位后就不再存在，因为思想问题的界定是建立在工作环境这个平台上的。

3. 思想问题可以在一分钟内产生；心理问题的形成最少需要 3 个月时间。

4. 思想问题长期得不到解决，才会慢慢演变为心理问题；心理问题从形成的那一天起，就可能会表现出一定的思想问题。

5. 思想问题不涉及情感和感情问题；心理问题不涉

及政治问题。

6.思想问题是理性的，多与利益平衡相关联，当事人会在权衡利弊之后调整自己的思想站位；心理问题是一种非理性的内心感受，涉及是否被尊重、被认可、被理解，侧重人自身的情感需要、安全感的需要。

7.思想问题可以重新定义为思想包袱问题、思想品德问题、思想政治问题；心理问题可以重新定义为心理健康问题、心理情绪问题、心理情感问题。

我们有了这几个观点之后，自然就有了如下结论。

思想问题和心理问题均是人在自我思考之后的产物，是一种认识上的偏差。在区分轻度心理问题和轻度思想问题时较容易，而在区分严重心理问题和严重思想问题时就很困难。因为两者有很多重叠和交叉的区域，即严重心理问题必然有思想问题，严重思想问题也必然有心理问题。

所以我们在工作中，不需要花过多精力去区分是心理问题还是思想问题。我们只需要知道，那是每个人遇到自己无力解决的问题之后的不同表现形式而已。

但是有一个方面，我们是需要做出明确界定和区分的，即哪个问题为原发性问题，哪个问题是继发性问题。

如果是因为现实问题导致的，不论是思想问题还是心理问题，我们先把现实问题解决了，也就没有问题了；如果是因为个人的想法、看法导致其产生了不良情绪、负面感受，我们就要借助小道理、大道理来引导求助者看明白、想明白，成熟其思想，健康其身心。

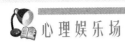 心理娱乐场

心理减压操，简单又有效

基层单位任务繁重，生活单调，面临较大的心理压力。在重压之下，一些人可能会产生身心慵懒、头脑发木、思维滞缓、注意力难以集中等现象。心理学家认为，产生这种现象是心理紧张所致。年轻人有必要学会使用科学的"心理操"，给困顿、脆弱的心理"松绑"，借以平衡心态，消除心理淤积，放松身心。这里介绍的"心理减压手指操"，可以全面消除紧张的情绪，有助于提高对思维过程的自我监控能力，恢复良好的工作效率。

心理减压手指操

第一节：两手掌向下，两手拇指、食指快速碰击。

第二节：两手掌向上，两小手指快速碰击。

第三节：两手虎口交叉，快速碰击。

第四节：两手五指相互交叉，快速碰击。

第五节：右手握拳，用力快速击左手掌心。

第六节：左手握拳，用力快速击右手掌心。

第七节：两手手背相对，快速碰击。

第八节：双手相对，两手掌根快速碰击。

第九节：双手分别下拉两侧耳朵，按摩耳朵。

第十节：快速摩擦双手，手掌温热后，用双手捂住双眼，眼球快速左转和右转，最后闭目养神片刻。

以上十节操每节做 36 下，一边做操，一边朗诵："天天跟我做呀，忘记对和错啊！每天五分钟啊，快乐又轻

松啊！"一天一次，减压效果颇佳。

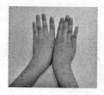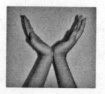

亚健康状态自测

亚健康的表现很多，但可以简单地归纳为"三急""四高""五少"。"三急"：心态急、工作急、生活节奏急。"四高"：高心理压力、高强度竞争、高节奏、高消费。"五少"：睡眠少、吃得少、娱乐少、交际少、活动少。

亚健康具体呈现方式无外乎是呵欠连天，失眠多梦，晚上不想睡、早上起不来，烦躁，愤怒，经常发呆，健忘，紧张等。下面是一道亚健康状态自测题，大家可以对照着自测一下，看自己是不是亚健康。

【亚健康状态自测】

1. 早上起床时，有头发丝掉落。（5分）

2. 感到抑郁，经常对着窗外发呆。（3分）

3. 昨天想好的某件事，今天怎么也记不起来了，而且这种情况近来经常出现。（10分）

4. 害怕走进办公室，觉得工作令人厌倦。（5分）

5. 不想面对同事和上司，有自闭症式的渴望。（5分）

6. 工作效率下降，上司已表达了对你的不满。（5分）

7. 工作一小时后，就感到身体倦怠，胸闷气短。（10分）

8. 工作情绪始终无法高涨，最令自己不解的是，无名火很大，但又没有精力发作。（5分）

9. 一日三餐，进餐甚少，排除天气因素，即使是口味非常适合自己的菜，也经常如同嚼蜡。（5分）

10. 盼望早早地逃离办公室，为的是能够回家，躺在床上休息片刻。（5分）

11. 对城市的污染、噪声非常敏感，比常人更渴望清幽、宁静的山水。（5分）

12. 不再像以前那样热衷于朋友聚会，有种强打精神、勉强应酬的感觉。（2分）

13. 晚上经常睡不着觉，即使睡着了，又老是做梦，睡眠质量很糟糕。（10分）

14. 体重有明显的下降趋势，今天早上起来，发现眼眶深陷，下巴突出。（10分）

15. 免疫力在下降，春秋季节流感一来，自己首当其冲，难逃"流"运。（5分）

【结果自查】如果你的累计总分超过了30分，就表明健康已敲响警钟；如果累计总分超过了50分，就需要坐下来，好好地反思你的生活状态，加强锻炼和营养搭配等；如果累计总分超过了80分，赶紧休息一段时间吧，必要时得求助于医生。

心理调控的方法

心理调控是直接应对心理问题的最有效的手段之一。现在我们就开始逐步学习转移注意、积极暗示、行为调控、合理宣泄、放松练习、系统脱敏等方法。

（一）转移注意法

人脑有一种现象叫"优势兴奋灶"，当脑的某一部位兴奋时，其他部位会处于抑制状态。按照这个原理，要抑制不良心理，可以通过引起脑的另一部位兴奋而达到。"去除杂草的最有效办法就是种上树木和鲜花，解除忧虑的最有效办法就是用新的情绪取代"。所以，对抗忧虑的方法其实很简单，就是不看远处模糊的，只做手头清楚的，让自己没时间忧虑，顾不得烦恼。面对一个不良习惯或不良情绪，用"改错"或"对抗"的方式解决，本身就可能是一个错误。想和自己的欲望、自己的生理对抗，那不等于鸡蛋碰石头吗？早晚要败下阵来。所以，当大家想去除一种难以克服的不良心理和行为时，应该想到"转移注意"这个方法。只要能把心思转移到积极的因素上，很多问题就能很好解决。转移注意可以采取以下方法：一是有意识地安排一些其他工作，如组织修整工事、美化环境、擦拭保养装备、执行勤务等，使注意力转移到现实的事物上来。二是生活的安排尽量丰富多彩，可适时组织一些故事会、演唱会、电影赏析、游戏比赛等活动。转移注意是缓解心理问题最直接、最有效的方法之一，只要能把时间和精力转移到其他事情上，很多不良情绪无形中就被驱散了。

（二）积极暗示法

有专家分析，人在恍惚之间，在临界状态最容易接受语言暗示。比如矿井塌方，这时如果有人脱口而出的话是"完了，完了，我们死定了"，将对人的心理造成摧毁性打击。但如果第一句话是"坚持住，政府一定会救我们的"，结果就会完全不同。许多催眠师都做过这样的实验，通过语言诱导，让被催眠的人的头和脚分别搭在两张椅子上，让另一人站在他肚子上，被催眠者即使是个女孩，也能支撑住一个成人。这说明暗示可以调动人的很多潜能，暗示的作用是巨大的。心理学中有一种暗示叫"贴标签"。什么是"贴标签"？有个案例很能说明问题。有位女孩从小性格开朗，非常喜欢画画，但有一次美术老师当着众人的面说她美术不行。从此，她就给自己贴了一个标签——"我的美术不行"。父母得知后，也常对别人讲"这孩子的美术不行"。后来她给自己贴了更多的标签，"我内向""我胆小""我怕见生人"等，最终导致的结果就是她患上了严重的社交恐惧症。改变暗示体系应从语言开始，要给自己贴上积极肯定的标签。暗示语的应用原则是：①用肯定语，如"我行""我很出色"等。最忌用否定语，如"别怕""不要紧张""千万不要紧张"等，因为在我们不断重复时，实际上是强化了"怕"和"紧张"的概念。②用语不要太长，在一段时间内最好只用一种暗示语。③避免使用带有强制性的语言，否则潜意识也会逆反或感觉到有压力。在困难挑战面前，积极暗示非常重要。

（三）行为调控法

这种方法简单易懂，就是"快刀斩乱麻"。当你对一件事恐惧、徘徊时，应立刻付诸行动，用行动来打断固化的思维模式，建立新的认知，从而改善情绪状态，改变心理状态。有一句名言，"行为改变命运"，大家一定很熟悉。"播种行为，收获习惯；播种习惯，收获性格；收获性格，收获命运"。要想改变习惯，就要先从行为开始改变。有研究表明，一个行为重复 36 次会形成习惯，一个事情坚持 21 天就可以形成习惯，一个行为成为习惯就可以改变人的心理品质。所以，要养成一个良好的习惯，我们不必看得太远，只要重复 36 次，或坚持 21 天就行了。心理行为训练是行为调控的功能拓展，通过创设一定的情境，激发人的相应情绪，通过不断重复一些行为，从而达到提高心理素质的目的。

（四）合理宣泄法

通过倾诉、书写、运动、哭泣、呐喊等形式，将不良情绪和多余能量释放出去。如果一些小的矛盾冲突积压在心中，能量得不到释放，到一定程度就有可能最终成为大问题，宣泄的目的就在于此。有位哲人说："苦是说不出来的，说出来就不是苦了。"心理问题，每说出来一次就减轻一半。心理咨询师往往很会运用这种方法，他们只通过认真的倾听，说"嗯""后来呢""接下来呢"等字眼，就可以治疗心理问题。另有专家认为，写日记是治疗心理顽疾的有效方法。这里要强调的是，宣泄要适当，合理宣泄不是消极发泄，醉酒、破坏等只会导致情绪更加低落。当你为一种情绪或一个问题憋闷、委屈，甚至痛不欲生时，不要坐在那里任其折磨，做几十个俯卧撑或出去跑个 5 公里，到山上喊一喊，或者找一个能倾听的人好好诉诉苦吧。精神病症的医疗救护，有一项很重要的工作就是与患者沟通，讨论他们的感觉及他们害怕和关心的事情，引导其进行适当宣泄。当发现人有了反常情绪，特别是由于意外不幸引起的情绪，就应该想办法让其发泄出来。比如，找个地方打打拳，或是拿起铁锹修修工事，使气恼的心情基本平静下来。或者找个僻静的地方大哭一场，这样也会释放积聚的不快情绪，调整机体的平衡，有利于情绪的稳定。

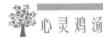 心灵鸡汤

调料：

好肚肠一根，慈悲心一片，温柔半两，道理三分，信行要紧，中直一块，孝顺十分，老实一个，阴阳全用，方便不拘多少。

方法：

宽心锅炒肉，不炒焦，不要燥，去火理三分。

用药禁忌：

言轻行浊，利己损人，暗箭中伤，笑里刀，肠中毒。

据说该方是唐朝天际大师石头和尚所开，历时一千多年，不知医好多少人的心病，你不妨试一试。

心理健康频道 3

 走进心理咨询

什么是心理咨询

心理咨询是由专业人员即心理咨询师（心理医生）运用心理学及相关知识，遵循心理学原则，通过各种技术和方法，帮助求助者解决心理问题。

对心理咨询的认识误区

● 有的人认为"做心理咨询丢人"。对心理咨询或心理治疗的惧怕与怀疑可能源于对"精神疾病"的无知，去心理咨询或治疗怕被当成"精神不正常"，把心理问题当成"心理变态""思想问题"。心理咨询或治疗是促进人的成长与发展的最佳途径之一，是预防心理障碍的有效方法。如果轻微的心理问题不加以科学解决，"捂"着、"瞒"着让心理问题任其发展，也可能发展成重型精神疾病。心理咨询或治疗的最基本原则包括"绝对保密"，你可以把内心世界坦诚地交给心理医生，心理医生会给予精心的维护调节。

● 有的人认为"心理咨询就是聊天"。心理咨询不同于一般意义上的聊天，尽管心理咨询的方式主要是谈话，但心理咨询利用心理学的专业理论知识及社会学、哲学、医学等方面知识，通过严格科学的理论体系和操作规程，达到解决心理问题，帮助解除心理危机，促进人格发展的目的。

● 有的人认为"心理咨询应该一次解决问题"。许多初次进行心理咨询的人都幻想心理医生一次就能把自己长期的压抑与痛苦一扫而光。然而心理医生并不是神仙，并且"解铃还须系铃人"。"心理咨询师是帮助人自己解决自己的问题"，心理医生提供给求助者正确认识自己、分析问题、解决问题的方法，最终问题必须要求助者本人认真接纳和积极实践探索才能解决。除非是非常简单的心理调适，否则很难通过一次心理咨询就能达到理想的效果，且更多的问题"冰冻三尺非一日之寒"，因而心理咨询需要一个过程。每次心理咨询限时 50 分钟，一般每周安排一到两次，需要短则几周，长则数年的时间才能达成最终目标。

 专题开讲

成功需要具备的心理素质

随着时代的发展，健康已经不仅仅是传统意义上的"人体各器官系统发育良好、功能正常、体质健壮、精力充沛并具有良好的劳动效能状态"，而是一种个体在身体上、心理上、社会上完全安好的状态。成功需要具备多方面的条件，比如学识、能力、机遇等，而心理素质是其中必不可少的条件。成功到底需要具备哪些心理素质呢？

前进的动力——积极进取的信心

就是随时保持积极向上、争取成功的心理状态。要实现成功，首先要想成功，而想成功的先决条件就是自信。一个充满自信的人，会觉得世间没有不能征服的困难，没有弥补不了的缺陷，没有学不会的技能，只要自己充满自信，就一定能成功。信心越足，越有希望成功。因此，实现成功，首先要从培养信心开始。

第一，积极锻炼。人的能力是实践锻炼的结果，具有很大的可塑性。因此要在实践中积极锻炼，通过提高能力来增强信心。第二，正确比较。采取正确的比较方式，开阔眼界，不局限于自己的生活环境内，要与真正有才能、有作为的人比，从中找到差距和不足，激励自己不断努力。第三，调整心态。成功者始终保持积极、自信、乐观的心态，而失败者常常被消极、疑虑、悲观的心态笼罩。受良好情绪的感染和刺激，人就会产生舒适和满意的情感体验，好像浑身有使不完的劲。

发展的基石——持之以恒的耐心

"只要功夫深，铁杵磨成针"。任何事情，只要坚持，总能成功。许多事实都证明，只要再坚持一步，成功就在前头了，否则前功尽弃。能不能迈出最后一步，成为成功与失败的分界线。因此，不仅要志存高远、目标明确，还要自觉挑战极限、磨炼心志，坚信成功就在前方。

力量的源泉——越挫越勇的决心

成功的大小，往往取决于决心的大小。在通往成功的道路上，难免会遇到失败和挫折，这就需要具备越挫越勇的决心，培养正确的挫折观，学会自我调节情绪，正确运用心理防卫机制，化挫折失败为动力，从心理困境中奋起，做生活的强者。

成功的关键——敢于创新的狠心

创新是民族进步的灵魂，是国家兴旺发达的不竭动力。对于个人来说，创新思维也是成功的必备心理素质。青年人要培养独立思考举一反三的能力，做到管理上服从命令，思想上独立思考，把两者有机地统一起来；掌握逆向思维融会贯通的方法，学会换位思考，只要换一下思维视角，情况就会发生重大变化；把握捕获灵感突破创新的机遇，创造产生灵感的状态和环境，如有意放松精神，参加集体讨论问题，与他人交流思想，保持乐观的心境等。

 了解心情两步走

如何面对每天不开心的事情

一、认识自己的情绪

面对不愉快的事，你是否感到很愤怒，很受伤害，或是怒火中烧？专家建议：先尝试正确描述自己的感觉，做到这些之后，你就可以按照自己的方式把情绪调整好——认知是行动的支柱。

以"五年时间"为衡量标准：能清醒地区分出你正在处理的事情是很重要的事还是鸡毛蒜皮的小事，这一点很重要。问问自己：五年之后，我还会记得这件事吗？如果不会，就要放弃为这件事情而感到不愉快，着手去做别的事情。但不要否定自己的感情，要了解它们，采取必要的措施解决它们，然后再集中精神去做别的事情。

二、调整心情更重要

三思而后行。在对事情做出反应之前，先在心里默数到十。无论你要表达什么样的情绪：愤怒、恐惧还是孤独，这样做都可以给自己留片刻时间去彻底思考问题。

● 乐观的态度。不要把自己遇到不愉快的事情当成是大灾难，应该保持乐观和幽默的心态去面对任何事情。因为生活中每个人都会面对难题，而不仅仅只有你。

● 积极地思考。对头脑中不断浮现的想法有清醒的认识，会有助于"监督"你的情绪。要当心诸如"我讨厌这些事情"或"我快要疯了"这些想法，因为消极的自我语言会消磨掉快乐，并使你处于感情爆发的危险中。

●学会宽恕。宽恕，意味着让过去的事情都成为过去。放弃嫉妒和怨恨，是宽恕的开始。无论是原谅曾经伤害过你的人，还是从被你伤害过的人身上寻求宽恕，做这两种事情都需要勇气，值得每个人去尝试。

心理健康频道 4

 做自己的咨询师，调节"负情绪"

人在一生中，因受社会、环境等诸多因素的影响，所感受到的压力、烦恼往往是复杂多变的。英国哲学家培根说："如果你把忧愁向一个朋友倾诉，你将卸载一半忧愁。"这就是现代心理学常用的舒郁解压法宝——宣泄。宣泄能使人从苦恼、郁结的消极心理中得以解脱，尽快地恢复心理平衡。一些简单有效的减压方法就可以宣泄工作、生活中的不良情绪。

合理宣泄要讲求方法，以下介绍一些比较好的方法以供参考。

1. 向亲友诉说。 找一个知心朋友聊聊，适当地把心里的委屈和难过都说出来，这样就会感到轻松许多，心里的压力减轻了不少，也许还能得到朋友的帮助和劝慰，更有助于心理平和。

2. 大哭一场。 找一个没有人的地方大哭一场，这样就会感到心情轻松很多，头脑也会渐渐地冷静下来，然后再去想怎样面对和处理问题。

3. 学会发怒。 不要把所有的事情和不满都放在心里，要学会适当地发怒，把情绪宣泄出来，告诉别人你的不满和愤怒。怒火一旦发泄出去，就不存在日积月累的问题了。但是不要只图一时之快，要适当合理，切记不要给别人带来伤害。

4.多参加各种各样的文娱活动。参加文娱活动对人的心理健康是十分有益的，因为当你参加文娱活动的时候，会忘却烦恼，心情也会愉快。

5.走近大自然。到大自然中去是解决烦恼的好办法，因为大自然有净化心灵的作用。当情绪十分低落，心理压力巨大的时候，不妨到附近感受一下大自然的恬静，寻找一些心理的平和、舒缓。

值得注意的是，每个人既是自己不良情绪的宣泄者，又是其他人不良情绪的被宣泄者。在这种情况下，要懂得体谅他人，将心比心，学会换位思考；要耐心、细心、有同情心，并富有爱心；要愿意并能够听别人诉说，给别人一些合理化建议，并进行适当疏导和安慰。这样才能做对方的知己，为对方也为自己创造一个好的心理环境。

心理健康歌

心无病，防为早，心理健康身体好。

气平衡，要知晓，情绪稳定疾病少。

调心理，寻逍遥，适应环境病难找。

练身体，动与静，弹性生活健心妙。

要食养，八分饱，脏腑轻松自疏导。

七情宜，不暴躁，气愤哀怒要去掉。

人生气，易衰老，适当宣泄人欢笑。

品书画，溪边钓，选择爱好自由挑。

与人交，义为高，友好往来要做到。

动脑筋，不疲劳，息睡养心少热闹。

有规律，健身好，正常生活要协调。

生命壮，睡足觉，劳逸结合真需要。

性情温，自身药，强心健身为至宝。

 ## 官兵减压用"心"招

为适应军队信息化进程的不断加快和国内外局势的不断变化，军队体制编制改革大幕已经拉开。与此同时，官兵由于价值观和行为方式的差异，家庭教养方式、成长环境等方面因素对个人心理素质、适应能力的影响，存在思想认识、心理状态多元化的特点。例如，家庭矛盾、婚恋问题、领导和同志间关系、个人需求得不到满足等，都会带来心理压力，从而产生心理负担。现今社会和军队的现实需要我们学习心理学。如果没有心理学知识的积累，又缺少对生活的思考和领悟，那么我们做事风格只能是简单而原始，在应对生活事件时常会过于敏感而产生过激反应，容易在某一阶段处于心理闭塞状态，个别官兵易出现适应障碍、人际关系紧张、焦虑、抑郁等心理问题。出现心理问题需要怎样调节呢？下面就给大家详细讲解。

心理问题不用怕，要做压力管理"明白人"。压力是人在现实的社会生活和自然环境中，随时可能遭遇到的不同性质和不同强度的刺激。它不是单一、独立呈现的，往往集合为一个整体，对人发生作用。每个人、每个时期都有最佳压力点，适当的压力可使人奋进，有效率地工作和生活，但压力太大就会影响人的身心健康。所以如何看待压力、释放压力，就显得尤为重要。官兵产生心理问题的主要原因是适应不良，减压不当。一把钥匙开一把锁，新一代的官兵个性突出、思维活跃，更需要适当调节。我们可以利用科学有效的心理减压方法，来学会从暂时的困境中走出来，更好地适应工作生活。

　　官兵科学、理性、具体地采用减压法，对于适应军队改革和工作生活有着重要意义。工作生活中遇到的一般压力，可选用适合自己的减压方法，但当压力过大且长时间无法自我调整时，需寻求心理咨询师、心理医生的帮助，进行有效调整，保持身心健康。科学减压，让"心"释放。

积极心态带来幸运

　　一位国王在自己的王国巡游。有一天在一片园地里看到一位老人在弯腰劳作，种植一棵小树苗。于是国王上前问道："你在做什么呀？"老人直起腰："我在种枣树，陛下。"国王惊讶地问道："你已经很老了，不可能看到树木长大，不可能在树荫下休息，也不可能吃到长出的果实，为什么还要种树苗呢？"老人笑了："前人播种，我们收获；我们播种，后人收获。"国王非常高兴，赏给老人一块金子，老人鞠躬致谢！国王又继续问道："为什么要谢我呢？"老人答道："我不仅享受到了栽种树苗的乐趣，而且树苗已经带来了果实，因为陛下给了我金子。"国王很高兴，于是又给了老人一块金子。老人跪下谢恩道："别的树只结一次果子，而我的树却带来了两次收获。"国王大笑道："你多大年纪了？"老人回答："我十二岁了。"国王大吃一惊："这怎么可能呢？你看上去很老。"老人答道："前任国王统治期间，战乱不断，民不聊生。自从陛下登基以来，国家太平，人民安居乐业。陛下执政不过十二年，所以我只有十二岁。"这一番话说得国王十分欣喜，不由得又给了老人一块金子，并说："我现在要走了，要是再听你讲话，我就要把我所有的财富都送给你了。"

这个故事成了一段佳话，老人得到了三块金子，国王得到了心理的满足，而这个国家有越来越多的人种枣树。如果用一句流行的话来说，应该叫"一棵树苗引发的幸运"，原来幸运可以这样得到。

这个世界真的很奇怪。我们发现，幸运的人往往一直幸运，而不幸的人却会一直不幸。其中的奥秘在于，幸运的人因一时的幸运而形成了寻找幸运的眼光和思维方式，不幸的人也因不幸而形成了不幸的自我认同。

因此，幸运与否完全在于你。如果你是幸运的人，那么继续去寻找生活中的幸运；如果你是不幸的人，那么跳出你不幸的思维窠臼，站在外面看看自己，从此刻起，去寻找生活的幸运。

基层"心"声

面对复杂多样的问题，如果没有合理健康的情绪反应，不仅会破坏心理平衡，还可能在负性情绪的带动下，影响部队的安全稳定和个人的成长进步——驾驭情绪，扫除心灵上的灰尘。以下是我在咨询中与基层官兵的书信。

咨询师老师，您好！

当前，正是部队调整改革全面展开的关键时期，连队官兵们将要面临的任务不少都具有强度高、难度大、时间长的特点，面对工作、学习、生活上的问题。战士们有的封闭自己，不太想和别人说话谈心了；有的兴趣减退，面对喜欢的事情也提不起精神了；还有的心境低落，再高兴的事也高兴不起来，遇事总往坏处想。我发现这些问题的根源都是心理层面的问题。我对心理方面的知识了解比较匮乏，没有找到恰当的解决措施，只好求助于您，恳请给予指导和帮助。

一名指导员

指导员，您好！

看了你的来信，让我看到你对战友的体贴关爱，也看到你对工作的认真负责，真心地敬佩！所谓情绪，就是对他人或客观事物的一种心理体验，它会始终伴随我们左右。生活中的喜怒哀乐、惊恐爱憎，都是情绪的具体表现，可以说，情绪与每个人的身心健康都密不可分，息息相关。

在情绪良好时，我们的思路开阔、思维敏捷，学习和工作效率高；而在情绪低沉或郁闷时，则思路阻塞、动作迟缓、无创造性，学习工作效率低。强烈的情绪会骤然中断正在进行的思维；持久而炽热的情绪，则能激发无限的能量去完成任务。积极的情绪可以提高人们的行为效率，对动机起到正向推动作用；消极的情绪则会干扰、阻碍人的行动，降低活动效率，对动机产生负面影响。

当我们面临一种新的情境，会用以往习惯的反应方式尝试解决问题，失败时就会主动寻找一种新的能够解决问题的反应方式。人适应环境的效果很大程度上取决于他不断变更自己的反应，直到取得成功为止。但当我们尚未找到一种成功的解决问题的反应方式时，常常在情绪上表现出紧张、焦虑和沮丧等过度的情绪反应，这时就容易引发心理问题。

我们都是普通人，谁也摆脱不了人类的许多自然天性，也许它们是较低层次的，但它们却是客观存在的，无时无刻不在影响着我们的行为。俗话说："身是菩提树，心是明镜台。时时勤拂拭，莫使惹尘埃。"情绪上的垃圾，我们也要像打扫卫生一样及时清除。合理的情绪宣泄，就是一种保证情绪稳定和心理平衡的重要方法。通过宣泄，我们可以对心理进行自我调适，释放压力，摆脱恶劣心境，逐步恢复正常心理状态。宣泄的方式有很多，要因情、因人、因时、因地而异，常用的方法可以用"听、说、动、写"四个字概括。

"听",就是听音乐。音乐对人的心情有潜移默化的影响,它能使消极情绪得到宣泄转化,积极情绪得到发挥,从而获得良好的心理状态。

"说",指的是通过倾诉分担心里的苦闷,从而排解负面情绪。倾诉是最基本、应用最广泛的宣泄方法。心里有什么委屈、不满、苦闷时,不要自己生闷气,把不良心境压抑在内心,而要通过面对面交谈、打电话等形式,对战友领导讲一讲,和亲人朋友聊一聊,把心中的烦恼说出来。这样不仅会缓解紧张、不快的心情,还会得到大家的理解、安慰和开导,有利于尽快走出情绪的低谷。

"动"即运动,是缓解压力、排除烦恼的有效手段。科学证明,运动时人的注意力高度集中,人体内的神经系统、全身肌肉处于最佳状态,人的坏情绪也会得到有效调节。当我们情绪不佳、心理压力较大时,不妨参加一些剧烈的体育运动或者是体力劳动,通过体力的消耗实现情感发泄,让糟糕的情绪跟着汗水一起排出体外。

"写"即书写,是对思想和情绪进行自我探索的一种方法。当不良情绪作祟时,有意识地把头脑中缠绕的有害思想,以情绪日记的形式进行自我表达,这样可以将情绪从大脑转移到纸上,从而产生使人冷静下来的效果。写日记还有个好处,当一段时间过后再次阅读过去的日记时,有利于我们像局外人那样,以一个相对客观的视角去体察分析之前的心理状态,帮助我们获得心灵的成长。

心理健康频道 5

 心理平衡自我调节方法

宽慰法：就是利用生活中明智的思想或感人的事例来宽慰自己，鼓励自己同挫折作斗争。自我宽慰是人精神活动的力量源泉之一。一个人在挫折面前，只要能够有效地进行自我宽慰，就会感到有力量，就能在痛苦中振作起来。比如，在遇到挫折后可以想一想张海迪能战胜疾病，成为生活的强者，我这点挫折又算得了什么呢？通过自我安慰，激励自己努力工作。思想境界提高了，心境也就放宽了。

宣泄法：不少心理学家认为，当不平衡心理产生后，人的心理处于压抑的时候，应当允许有节制地发泄，把闷在心里的苦恼倾倒出来，方可维护心理平衡。因此，在受到挫折心烦意乱时，可找人聊聊天、谈谈心，把个人心中的烦恼、怨恨和不平一股脑地倒出来，一吐为快。也可以把发泄对象从人转移到物上，把某物想象为不愉快的制造者，发泄内心的愤怒和不满。

升华法：就是在受到挫折后，要分析受挫的原因，重新设计出一个新的奋斗目标。人的挫折总是与一定的目标相联系，当个人的动机或行为不为社会所接受时，就会产生挫折心理。这时可以通过理智分析，用另一个有社会价值而又望而可及的目标替代原定目标，借此转移自己的注意力，减轻原定目标流失的痛苦，弥补因失败而丧失的自尊和自信。如有的士兵考军校落榜后，立志走上自学成才之路。正所谓："旱路不通走水路，条条大路通罗马。"这种目标的替代，实质上起到了替代和升华的作用，是消释挫折心理的一种积极方法。

知足法：人的需要是多方面的，在需要得不到满足时，便容易出现心理不平衡的情绪状态。因此，要培育正视现实的态度，个人需要和愿望应该尽量切合实际、合情合理。对难以得到的东西不要奢望，对已经得到的东西要感到满足，使自己永远保持豁达乐观的心境。

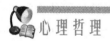 心理哲理

大鱼吃小鱼

"大鱼吃小鱼"，这是大自然的规律，然而科学家通过一项特别实验，却得到了相反的结论。

他们将一个很大的鱼缸用一块玻璃隔成两半，首先在鱼缸的一半放进一条大鱼，连续几天没有给大鱼喂食。之后，在另一半鱼缸里放进了很多条小鱼。当大鱼看到小鱼后，就径直地朝着小鱼游去。但它没有想到中间有一层玻璃隔着，所以被玻璃顶了回来。第二次，它使出了浑身的力气朝小鱼冲去，但结果还是一样。这次使得

它鼻青眼肿，疼痛难忍。于是它放弃了眼前的美食，不再徒劳了。

第二天，科学家将鱼缸中间的玻璃抽掉了，小鱼们悠闲地游到了大鱼的面前，而此时的大鱼再也没有吃掉小鱼的欲望了，眼睁睁地看着小鱼在自己面前游来游去……

【点燃思考】很多人心灵中也有无形的"玻璃"，让他们不敢大胆地表明自己的观念，或者在挫折面前采取"一朝被蛇咬，十年怕井绳"的态度。一个人要走向成功，就要不断地打碎心中的这块"玻璃"，超越无形的障碍！

心激励

树的标准

我们每一个人都需要自己的成长空间。人有两种生活方式。第一种是像草一样活着，尽管活着，每年还在成长，但毕竟是一棵草；尽管吸收雨露阳光，但是长不大。人们可以踩过你，但是人们不会因为你的痛苦，让他也产生痛苦；人们不会因为你被踩了，而来怜悯你。因为人们本身就没有看到你。第二种是像树一样成长。即使我们现在什么都不是，只要你是树的种子，即使被人踩到泥土中间，你依然能够吸收泥土的养分成长起来。也许两年、三年你长不大，但是十年、八年、二十年，你一定能长成参天大树！当你长成参天大树以后，人们就能远远地看到你，走近你。你就能给人们一片绿色，一片阴凉，你就能帮助别人。即使人们离开你以后，回头一看，你依然是地平线上一道美丽的风景。

树活着是美丽的风景，死了依然是栋梁之材！活着死了都有用，这就是我们做人的标准和成长的标准。

♡ 退伍要定

求职就像打仗，多算多胜，少算少胜。退伍战友如何未雨绸缪，做好职业生涯规划与设计呢？简单地说，就是要做好"四定"。

第一要定心。退伍之后，好像笼中的鸟被放飞了，总想各地走走，到处看看，什么都想尝试一下。这是人之常情，但在四处奔波中，不知不觉耗去了大量时间、金钱。所以最好在简单放松之后，及时调整心态，静下心来，思考一下自己的职业发展问题。如果条件许可，花一定时间学一技之长，再出去求职会更稳妥一些。学技术也不一定非要到大城市、名牌学校，各地民政部门基本上都有免费或优惠的培训班，不用投入太多资金就可以学到基本技能。然后再到大城市档次较高的培训机构进一步深造，这样更有针对性，还可以利用这些培训机构的就业资源找到称心的工作。

第二要定向。也就是确定自己的职业发展方向。职业方向往往由所学或所从事的专业来定。但现实社会中，"学非所用"比比皆是。在这种情况下，需要认真选择适合自己的职业岗位。有些战友在部队从事的是军地通用性较强的专业，找工作就比较容易，但也不一定要干老本行。如有的在部队开车,但到地方还从事这个职业,就很难做到高收入,不如及早调整到汽车保养、修理、营销、保险等行业。有的从事的是站岗放哨、持枪放炮等军事气息较浓的工作,担心到地方不好找工作。其实不然,军事旅游、拓展训练、国防教育、物业管理等都有理想岗位。千万不要跟风,追求所谓的热门职业。冷门与热门并不是固定不变的,今天的热门可能成为明天的冷门。热门职业之间的竞争非常激烈,也不见得人人能干出一番天地。把冷门事业干好,也照样能成名成家。

第三要定点。就是确定职业发展地点。比如有些人选择去大城市,有些人选择去中小城市,有些人则选择去开发西部边疆。在现实生活中,很多战友都倾向于选择北上广深等大城市去求职,但也应考虑到大城市虽然经济发达、信息灵通、生活条件好、就业机会多、薪资水平较高,但人才密集、竞争激烈、观念反差大,对个人心理承受力要求较高,择业不顺时容易产生挫折感。中小城市工作压力较小,生活也比较舒适,但容易惰化人的进取精神,这也需要引起警惕。中西部或边疆地区,条件相对艰苦,工作机会较少,尤其是安置的难度较大,但容易显示出自己的素质优势,创业的空白点也很多。

第四要定位。择业前要对自己的水平、能力、薪资期望、心理承受能力等各项指标进行全面分析,做出准确定位。不要过分在意公司名气及薪资高低,只要公司、岗位适合自己的兴趣特长,能够从中学到东西,就应去应聘。确立从基础做起，逐步积累经验，循序渐进谋求发展的思想理念，等积累了相当的经验后再考虑进一步向上发展。如果找不到一个自己感兴趣的工作，先就业也不失为一种选择。等积累了一定的经济基础后，再考虑个人的兴趣问题也可以，没准还能成长为复合型人才。

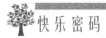 快乐密码

态度决定快乐指数

长期以来，大多数心理学家更注重研究导致人们忧郁的因素，医药公司也因此成功开发了多种抗抑郁药，以此来提升人们的快乐感受。但是近年来，积极心理学领域的发展，让越来越多的学者开始关注如何通过改变人们的日常行为和思维方式来提升快乐的感受。

加利福尼亚州河岸大学心理学教授索尼娅·柳博米尔斯基在其新书《如何快乐》中说：抗抑郁药不能让人感到更加快乐，它们只是降低和抑制了消极情绪。既然40%的快乐可以由我们通过"有意识的活动"来控制，那我们就应当积极地改变自己的日常思维和行为。

何为"有意识的活动"？柳博米尔斯基认为，快乐的人会在生活中有更多积极、善意的举动，这些行为使他们乐在其中，从而避免陷入痛苦和烦恼。比如，我的一位朋友，才51岁，是高层管理人员，查体发现肺癌。手术后进行了化疗、放疗，决定提前病退。从前他一直忙

碌工作，不仅占用了锻炼身体的时间，吃饭睡觉也没有规律，让身体透支。现在退下来，他投入了健康养生的领域，上网课学习营养学、心理学，经常锻炼，关注健康知识，关注饮食健康，帮助养生机构起草一日三餐的科学营养搭配、日常生活作息等。积极快乐的心态，有效健康的活动，使他浴火重生，让他忘记了自己曾经还是一个患者，提高了他的快乐指数。

心理健康频道 6

 巧妙运用 16 种负面情绪

1. 生气。一种高能量情绪，经常与我们不喜欢的情况连在一起，可为我们提供能量，可被用来帮助我们做出反应并采取行动，使我们能够克服那些本不可逾越的障碍和困难。生气转化为鼓起勇气，一鼓作气才能成功。

2. 悲伤。一种能促进深沉思考的反应，能帮助我们更好地从失去中取得智慧，从而更珍惜目前所拥有的。

3. 后悔。可提醒我们，要找出一个有更好效果的做法，同时让我们更明确内心价值观的排序。

4. 左右为难。说明内心价值观的排序尚未清晰明确。

5. 恐惧。一种高能量的情绪，恐惧可提高神经系统的灵敏度，并能使意识性增强，这对我们提高对潜在问题的警觉性很有帮助。它能使我们获得本不能得到的信息，使我们迅速做出反应，并在必要条件下选择逃避。

6. 无可奈何。告诉我们已知的办法全不适用，需要创新与突破思考。

7. 内疚。这是一种与评估是非对错连在一起的情绪。如果我们没有其他的方式评估与价值有关的行为的话，内疚可限制我们的行为选择范围。这种情绪提醒我们，要用更富有建设性的评估方法来取代内疚。

8. 紧张。可让我们有额外的能量去保证成功。

9. 害怕。不甘愿付出本来需要自己付出的，或者觉得付出大过得到时产生的。它促使我们对所期望的东西重新进行评价，并对实现期望采取的方法进行重新调整。

10. 惭愧。促使我们对一件表面上已经完结的事，继续采取行动进行改善。

11. 失望。能促使对期望做出重新评估及对实现期望目标所采取的方法重新调整。

12. 讨厌。需要摆脱或者改变的提醒信号，帮助我们找出改变及摆脱的办法。

13. 愤怒。一种高能量的情绪，可以充分调动身体的能量，准备对一个不愿接受的状况做出改变。

14. 压力。是转变成动力之前的准备，就像弹簧一样，压得越低，弹得越高。

15. 忧虑。一种高能量的情绪，它把注意力集中在一件就要发生但后果令我们担心的事情上。它能让我们注意力集中并将变成兴奋，为我们提供把事件做好的能量。

16. 痛苦。可使我们能避开危险，并提升人生经验。

从上面这些负面情绪描述中我们可以明白，每种负面情绪其实都能给人推动力，推动当事人做出行动。这种推动力可能是指出了一个方向，也可能是给予了一种力量，或者两者皆有。

　　既然问题不在情绪本身，就要看你如何去拓展情绪的选择空间，也就是运用情绪的能力。如果你感觉你在情绪上无能为力，那么，负面情绪往往要占上风，它将主宰和控制你的行为。

　　有时候，当我感到自己有一种负面情绪时，我外在的意识通常就通知我对这些情绪做出评估。假如我最近感到工作上很有压力，我就会问自己：最近是否需要在工作中加入一些动力？如果答案是肯定的，我就会让自己去体会这种压力，这是我的选择。

　　当我主动这么做的时候，事实上，压力已经不是压力，它更是一种刺激，一种挑战，一种动力！在此期间，我的外在意识会定期使我对压力予以注意，因而我会对我的想法所维持时间的长短是否合适做出估计。如果已经达到合适的程度，我就会选择一种新的情绪状态。对我来说，时间量的大小就是我获得信息并决定对其怎样做出反应所需要的时间。

　　进一步说，所谓的负面情绪，多数是把我们的注意力转移到那些不开心的事情上，并使我们处于一种情绪状态。这些状态可以帮助我们对所处的局面做出评价，通过评估，所有负面情绪状态可以帮助我们搞清楚事情并找到解决困难的方法。如果在这个反应过程中外部环境发生了变化，我们会完全自由地调整自己的情绪状态，以应对新的情况。

　　这种情绪的选择模式很有趣。如果学会，就可以对情绪有一种意识力，在任何特定的时候，都能对它做出合适的选择。

我们情绪的发生总是伴随生活中的事件，它们可帮助我们向着自己的主观愿望前进。如果你善于运用负面情绪，当你再去体验负面情绪的时候，就会发现痛苦感不见了。你就会看到负面情绪可以为你服务，并能在不断地帮助你找到方法的同时，给予你能量动力去解决困难。

你一旦获得了情绪上的自由，也就大大拓展了精神领域的活动空间。例如，当你情绪低落的时候，如悲伤时，你的意识可能会马上提醒你："喂，别忘了，它是为你服务的。"你就会感到悲伤和一种更积极的感觉。例如，如果在悲伤和快乐之间做选择，你当然会选择快乐。

态度就像磁铁，不论我们的思想是正面的还是负面的，我们都受它的牵引。而思想就像轮子一般，使我们朝着一个特定的方向前进。

虽然我们无法选择发生的事情，但我们可以选择我们的情绪状态。虽然我们无法调整环境来适应自己的生活，但可以调整情绪来适应一切环境。毕竟，我们的生活不是由生命所发生的事所决定的，而是自己面对生命的态度，以及我们的心灵看待事情的态度来决定的。

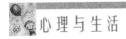
心理与生活

听的艺术

美国知名主持人林克莱特有一天访问一名小朋友，

问他说:"你长大后想要当做什么呀?"小朋友天真地回答:"嗯……我要当飞机驾驶员!"林克莱特接着问:"如果有一天,你的飞机飞到太平洋上空,所有引擎都熄火了,你会怎么办?"小朋友想了想:"我会先告诉坐在飞机上的人绑好安全带,然后挂上我的降落伞跳出去。"在场的观众笑得东倒西歪,林克莱特继续注视着这孩子。没想到,他接着看见这个孩子的泪水夺眶而出,这使得林克莱特有些惊讶。于是林克莱特问他:"为什么你要这么做?"小孩的答案透露了这个孩子真挚的想法:"我要去拿燃料,我还要回来!"

这个故事启示的就是"听的艺术"。一是听话不要听一半,二是不要把自己的意思投射到别人所说的话上。要学会聆听,用心听、虚心听,听完整再表态,再点评。在心理咨询中,咨询师的倾听能力远远比说更重要。也正如嘴巴只有一个,耳朵有左右两个,要正反两个方面都要听,准确收集信息,再综合,用嘴巴整体点评。

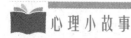 心理小故事

两个和尚

有两个和尚分别住在相邻的两座山上的庙里。两座山之间有一条小溪,两个和尚每天都会在同一时间下山去溪边挑水,不知不觉已经过了五年。突然有一天,左边这座山的和尚没有下山挑水,右边那座山的和尚心想:

"他大概睡过头了。"便不以为然。哪知第二天，左边这座山的和尚还是没有下山挑水，第三天也一样。直到过了一个月，右边那座山的和尚想："我的朋友可能生病了。"

于是他便爬上左边这座山去探望他的老朋友。当看到他的老友正在庙前打罗汉拳时，他十分好奇地问："你已经一个月没有下山挑水了，难道你可以不喝水吗？"左边这座山的和尚指着一口井说："这五年来，我每天做完功课后，都会抽空挖这口井。如今终于让我挖出水，我就不必再下山挑水，可以有更多时间练我喜欢的罗汉拳了。"

如果我们会把握下班后的时间或零散的时间，"挖一口属于自己的井"，培养自己另一方面的能力，拓展生存平台。那么将来，我们还依然会"有水喝"，而且还能喝得很悠闲，很自我，很有话语权。

 ## 驾驶员的心理调适

驾驶员是一个特殊的群体，担负运输保障的重任，职业的行为特点具有较高的统一性和风险性。驾驶员的心理素质，关系到安全稳定大局，关系到运输保障能否发挥最大效能求。能否保持健康的心理，具备较强的自我心理疏导能力、心理承受能力、情绪管控能力，对于行车安全尤为关键。

驾驶员心理健康的维护，要依靠心理调适。从心理发展来说，心理是个体在与社会环境互动的过程中形成的。人们在这一过程中不断地进行着外部调控和自我心理调适，最终适应环境。驾驶员应重视自身的潜能，通过多种途径，了解心理现象和变化规律，加强自我觉察意识，掌握自我调适、自我平衡的方法，提高维护自身心理健康的能力。

培养理性的认知方式。在生活中，培养自己理性客观的思维方式。首先，要学会全面、客观地看待事物。这样才可以帮助我们变换角度看问题，尤其要培养自己关注事物积极因素的思维习惯，逐步建立和持久地保持乐观的生活态度。其次，还要学会接受现实。在现实条件的基础上学习积极的思维方式去适应环境，尽可能地去改变不良状况，还要树立在逆境中磨砺自己的意识，树立合理的目标，培养积极的人生态度。

实施有效的情绪调控。调控情绪的一般方法有三点：首先要学会表达自己的情绪；其次要学会引导反应过度的情绪；第三是对自己处理不了的情绪，要懂得寻求宣泄与疏导。

尝试积极的应对策略。当驾驶员面对生活中的压力和困难时，应采用积极的方式去应对，多采用解决问题寻求帮助、改变不合理观念等成熟的应对方式，尽量避免采用退避、自责、幻想、依赖等不成熟的方式去应对困难和挫折。

建立和谐的人际关系。和谐的人际关系，对于化解压力具有十分重要的作用。作为驾驶员，应培养健康的交往态度，增强人际交往的主动性，锻炼良好的人际沟通能力，在不断地交往实践中建立积极的人际关系。

微　笑

朋友，你是否想远离痛苦？朋友，你是否想摆脱烦恼？那么，一起微笑吧！

给自己一个甜甜的微笑，笑是绿色的有机食品，笑是免费的药食同源保健品。

朋友，你是否想不再孤独？朋友，你是否想摆脱寂寞？那么，携手微笑吧！

给别人一个甜甜的微笑，笑可拉近彼此的距离，笑能让心灵一起舞蹈。

给太阳一个灿烂的微笑，阳光会让心田郁郁葱葱。

给月亮一个含羞的微笑，月光会给思想消除疲劳。

给工作一个满意的微笑，岗位上的付出会结出硕果。

给生活一个轻松的微笑，忙碌中的自信会收获骄傲。

对父母慈爱的微笑，是儿女捧出的真诚孝道。

对子女期盼的微笑，是父母筑起温暖的巢穴。

对上级恭敬的微笑，体现下级的尊重和信赖。

对同事合作的微笑，唤起心里的助力与协调。

微笑是七色阳光，微笑是空中之桥。

微笑是雨后的彩虹，微笑是带露的花苞。

微笑能化解矛盾，微笑能消除怨气。

微笑能给人轻松愉悦，微笑能让人远离烦恼。

微笑能给人力量和智慧，微笑能让心灵永不衰老。

微笑能让邻里和睦，微笑能让社会美好。

来吧，朋友们，让我们携手一起微笑。

来吧，朋友们，让我们并肩一起微笑。

微笑，微笑，美好在脸上绽放，幸福从心底涌出。

记住：每年的5月8日是世界微笑日。调整姿态，呼吸放松，眉开眼笑，做到这三点才能做出真实的微笑！

幸福从微笑开始，烦乱的生活不要忘记多笑笑哦！

心理健康频道 7

快乐密码

大脑情绪天生有别

当你感到快乐的时候，你的大脑内部发生了怎样的变化？科学研究显示，那是一个非常复杂的化学反应过程。人的大脑有"快乐型"和"忧郁型"之分，一半决定因素来自基因，另一半则可以通过自己的生活态度和日常行为控制和调节。

据报道，科学实验证明，一个人的性情脾气很大程度上是由基因决定的。科学家在对基因相同的双胞胎进行性情测试后发现，基因可控制50%的快乐情绪。剩余的50%中，40%由一个人的日常所思、所为决定，10%与他的生活环境有关，比如他住在哪里、赚多少钱、婚姻是否幸福、相貌如何等。有人说，一个人如果拥有一个"快乐的大脑"，应该感谢他的父母。这不仅仅因为他们给了他快乐的基因，同时也给了他美好的童年。研究显示，易怒严苛的父母会改变孩子对快乐的体验，这种影响力会一直延续到16岁。

这些说明原生态家庭的重要性，父母榜样的作用。父母想把孩子培养成什么人？往哪个方向去培养？想给孩子什么样的成长环境？对个人成长很重要。同时，对一个人的成长来讲，这些也不是全部，只占一部分，个人从外界的学习、培训、再教育也是非常重要的，学习改变命运，而情绪自我管理更加重要。

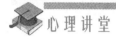 心理讲堂

擦亮你的性格

关于完善性格，心理学家为我们提供了很多方案。卡耐基在他著名的《人性的优点》和《人性的弱点》中做了一些经典的论述。中国也有很多流传千古的案例：越王勾践卧薪尝胆训练忍性，苏武数十年牧羊蓄志练就毅力……

不管怎么样，我们可以发现，性格的完善首先来自一种自觉的意识：渴望改变，渴望成长。在这种前提下，还须伴随着实际的行动。一个成天躺在床上苦思冥想的懒汉，是不可能练就勤勉果敢的性格的。同样，一个总不开口说话的人，是不能克服不敢与人打交道的自卑心理的。擦亮性格，关键在于行动。而这些行动，恰恰应针对自己所不能和所不敢。还是套用心理学上行为主义的做法：用行为来实践你的愿望。玻璃需要经常擦拭才能亮起来。现代人生活压力大，挑战多，时常会有一些东西让你受伤和不适，所以性格也需要经常擦亮、修缮才能完善起来。

良好性格的培养

确定培养目标和提示培养的机制之后，为了使性格培养落到实处，还要找到性格培养的途径，使培养目标转变为个人所有的优良性格。性格的培养不能闭门造车，而是要面向丰富的现实生活。培养性格的途径主要有以下几种。

（一）刻苦学习，丰富知识

人的知识愈广，人本身便愈臻完善。刻苦学习、增长才学的过程也是人格化的过程。生活中我们常见学习懒散、马虎的人多具有性格的不良发展倾向，而真正杰出的人大多具有良好的性格品质。现实生活中，许多人的性格缺陷是源于知识的贫乏，例如狭隘、自卑、固执、粗鲁等。学习可以培养良好的性格。"知识就是力量"，知识也具有塑造性格的力量。可令人遗憾的是，这个良好的途径被许多人忽视了，将性格培养同学习活动割裂开来，结果收效甚微。这里，我们引述培根《论读书》中的一段话，以引起人们对学习的重视："读史使人明智，读诗使人灵秀，数学使人周密，科学使人深刻，伦理学使人庄重，逻辑修辞之学使人善辩：凡有所学，皆成性格。"

（二）树立榜样，培养良好习惯

性格的重要内容是行为方式，良好的性格必然要求有良好的行为方式，而这往往表现为良好的习惯。不良性格特征大多表现为许多不良习惯。例如，鲁莽的人行为有急躁、冲动、冒失等习惯，而自信的人大多有行为稳健、从容的习惯。因此，培养良好性格的一个重要途径是培养良好的习惯，而良好习惯的形成有助于改变性格的内在品质和结构。

要培养良好的习惯，就要确定合理的目标模式，这样才会有参考和依据。确定目标模式，一方面要靠提高自身的认识水平，自己制定科学、合理的目标；另一方面可依据现实生活中有良好性格的人所具有的特点，取其精华作为自己的目标。要从每一件眼前的事做起，"不积小流，无以成大海"；要有"锲而不舍""滴水穿石"的恒心、毅力和耐心。只有经过长期艰辛的锻炼和考验，才能实现自己确定的完善性格的目的。

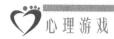 心理游戏

画出你的情绪地图

帮助你了解自己的情绪状态，掌握情绪的来源和特征。

准备1张白纸，两种颜色的笔，安静的环境。

游戏步骤：

1. 在白纸上画一个人形轮廓，在轮廓内部用几个形容词写出自己的日常情绪状态。

2. 沿着这个人形轮廓的线条，再描画出大一圈的人形轮廓，用它代表开心的你，并写下当时感受到的情绪。

3. 依次沿着上一个人形轮廓线条向外描画，每一层

都代表自己的情绪感受或状态，在每个情绪旁边注明可能引发该情绪的事件。比如：第一层代表郁闷，引发事件是失恋。第二层代表紧张，引发事件是工作压力大。第三层代表感动，引发事件是爸爸的安慰。

4.如果可能，请准备一面镜子，每描画一层人形轮廓写出情绪时，观察自己此刻的面部表情，体验当下自己的情绪感受或者波动，可以用不同颜色的笔在旁边记录。

可以站起来，拉开一定距离看你的情绪地图，观察这个图形是什么时候开始有了明显的形状变化，哪一层比较密，哪一次比较稀疏，哪种情绪比较多，自己的哪种体会比较深刻，以及为什么。

🌳 识别焦虑

疫情暴发以来，有人总是担心不好的事情会降临，这属于焦虑状态：一个字"怕"，两个字"担心"。一般常出现两种焦虑情况：一种是期待性焦虑，总是担心不好的事情会降临到我们身上。这就是我们所说的消极的预期，怕自己或家人感染，整天关在家，吃不下、睡不好，无数次测体温，晚上泡脚。这种是我们无法控制的一种焦虑，类似杞人忧天，是没有必要的。另一种是现实性焦虑，如全国各地有人感染了，不上班就没收入，可房贷要还；企业不能开工，可租金要付，员工工资要付。

对策就是从两方面调适。第一，我们要有积极的思维。

哪些是自己可控制的，哪些是不可控制的。疫情是个人控制不了的，无谓的担心只能徒添烦恼（是一种庸人自扰），认知的提升很重要。第二，我们要有信心，这一点非常重要。相信我们国家的力量，众志成城，万众一心；相信企业的实力，多难兴邦，多难兴企，口罩、手套、护目镜、防护服连夜生产，医院拔地而起。我们个人要有坚定的信心，要学会在创伤中成长。

心理健康频道 8

 快速解压的 10 个小习惯

我们都无法逃避压力，学会减压是每个人的必修课。

生活中，压力不仅仅来源于你面对事业、生活、钱财和健康时的重大决定和挑战，在很大程度上，压力来源于你每天所做的事。当那些你可能忘记或忽略的小事件累加起来时，它们将对你产生巨大的影响。以下介绍 10 个小习惯，帮助我们轻松地度过有意义的每一天。

一、写下来

思考更有意义的事情，而不只是记住将要做的事情。大脑通常就像一个漏水的桶，因而在你遗忘前，把你的好主意、见解、想法写下来，把你需要做的事情，添加到你的待办事项中。

二、一次做一件事

如果你一次做一件事，那么你将取得更好的结果，感觉更好，压力也减少了。因而，你最好不要一次做多件事，而是先把每天最重要的事情做完，再做其他次要的事。

三、大胆问，而不是猜疑

人心难测，因而要通过询问、沟通的方式解决疑问，这将有助于你最大限度地减少不必要的争执、误解和否定。

四、不要小题大做

在你开始深入考虑某件事情，或者在你脑海里决定要做番大事业时，你应该问下自己："我是否小题大做了呢？"如果你在某些地方被你的思维所击败，那么请问下自己："在世界上，还有人比我现在的处境更糟糕吗？"

五、睡前整理好"行装"

这样你就不会在早上有压力，也不会忘记东西。

六、为你每周每天做的事设定界限

你必须设定界限来更好地平衡你的工作和生活。当你这么做，就会发现自己做事更有成效。因为并非每件事情都一定要出什么结果，你的生活将变得非常惬意。以下三种方式，有助于你为每周每天做的事设些界限。

1. 为你的工作设定开始的时间和结束的时间。比如，我晚上 7 点到第二天早上 8 点这段时间不会工作。

2. 每天多休息几次。白天多休息，这样才能保持头脑清醒，晚上和周末才有精力。我通常是每小时工作 45 分钟，休息 15 分钟。在休息的时候，我离开电脑，做点别的事。比如去外边走走，呼吸新鲜空气，吃点东西。接着每 3 个小时，我会休息久一点，吃个午餐、吃点零食或其他什么。

3. 不在周末工作。我尝试在周末时间，远离日常的习惯和事情。我通常会有一天远离互联网，几乎不在周末查看电子邮件。相反，我会和朋友、家人在一起，看书、看电影，或做些其他有趣的活动。

七、放好所有的东西

如果每件东西都放置在特定的地方，那么你的家就会保持秩序井然的样子，不凌乱。当你要出门时，你能方便地找到钥匙、钱包和手机。

八、提早 10 分钟

凡事提早 10 分钟。这个非常简单的习惯可把那些路程的时间转变为我放松休息的时间，使我从压力或其他负面情绪中暂时脱离出来。

九、腾出简洁的工作空间

腾出一个简洁的工作空间，可以极大地减少注意力分散的情况，或由于拥挤而产生的压力。你的注意力能以一种自然的方式，更容易地集中在最重要的事情上。

我建议，只需要一张桌子、一部笔记本电脑、一叠纸、一支笔，以及一些贴在墙面上能给你带来动力及正能量的东西，如重要事项清单、梦想、名言警句或有意义的图片。

十、呼吸

当有压力，或限于困境、沉迷过去、迷失于未来时，用你的肚子呼吸 2 分钟，关注气流的进出。这样能使你的身体冷静下来，把你的思绪再次带回到当前。

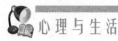 心理与生活

聪明的小男孩

有个小男孩，有一天妈妈带着他到杂货店去买东西。老板看到这个可爱的小孩，就打开一罐糖果，要小男孩自己拿一把糖果。但是这个男孩却没有任何动作。几次邀请之后，老板亲自抓了一大把糖果放进他的口袋中。回到家里，妈妈好奇地问小男孩，为什么没有自己去抓糖果而要老板抓呢？小男孩回答很妙："因为我的手比较小呀！而老板的手比较大，所以他拿的一定比我拿的多很多！"

这是一个聪明的孩子，他知道自己的能力有限，而更重要的是，他也知道别人比自己强。凡事不能只靠自己的力量，要学会适时地依靠他人，这是一种谦卑，更是一种聪明。

感悟：变换一种方式往往能起到意想不到的效果！通常，很多事情换一种做法结果就不同了。人生道路上，改善心智模式和思维方式是很重要的，能够让你释放心灵，成熟心智，实现梦想。

 你的适应能力强吗？

有一首歌唱道："不是我不明白，这世界变化快"。确实，我们的生活每天都有或多或少、或大或小的变化。小的变化可能只是门前小饭馆的拆迁，但也足以令你为

今天的晚饭发愁；大到工作的调动、住址的变迁，更是需要一段时间的适应才可以慢慢习惯。由此可见，较强的快速适应性已经是现代人的一个必备条件，否则生活上很容易被这样那样的改变所困扰、所懊恼，工作上更是难以应付千变万化的形势。你可以利用下面的小测验，对自己的适应性做一个大致的估计，并根据需要实行相应的补救措施。

请快速阅读下面的陈述，并根据自己的第一感觉给出自己实际情况与每句话的符合程度。

1. 每次离开家到一个新的地方，我总爱闹点毛病，如失眠、拉肚子、皮肤过敏等。

A. 符合　　　　B. 不清楚　　　　C. 不符合

2. 开会轮到我发言时，我似乎比别人更镇定，发言也显得很自然。

A. 符合　　　　B. 不清楚　　　　C. 不符合

3. 在冬天我比别人更怕冷，夏天比别人更怕热。

A. 符合　　　　B. 不清楚　　　　C. 不符合

4. 在嘈杂、混乱的环境中，我仍能集中精力学习、工作，效率并不会大幅度降低。

A. 符合　　　　B. 不清楚　　　　C. 不符合

5. 每次检查身体，医生都说我"心跳过快"，其实我平时脉搏很正常。

A. 符合　　　　B. 不清楚　　　　C. 不符合

6. 如果需要的话，我可以熬一个通宵，第二天仍然精力充沛地学习或工作。

A. 符合 　　　　B. 不清楚 　　　　C. 不符合

7. 我觉得一个人做事比大家一起干效率高些，所以我愿意一个人做事。

A. 符合 　　　　B. 不清楚 　　　　C. 不符合

8. 为求得和睦相处，我有时放弃自己的意见，附和大家。

A. 符合 　　　　B. 不清楚 　　　　C. 不符合

9. 和别人争吵时，我常常哑口无言，事后才想起该怎样反驳对方，可是已经晚了。

A. 符合 　　　　B. 不清楚 　　　　C. 不符合

10. 无论情况多么紧迫，我都能注意到细节，不会丢三落四。

A. 符合 　　　　B. 不清楚 　　　　C. 不符合

记分标准：单数题正向记分（即 A=1，B=2，C=3）；双数题反向记分（即 A=3，B=2，C=1）。

解答（仅供参考）：

24～30分：适应能力强。世界千变万化而你游刃有余，你常能将生活中的压力化之于无形；你心情愉快、万事如意，这种精神品质有利于你的心理平衡与健康。你是个生命力强的人。

17～23分：适应能力一般。事物的变化及刺激不会使你失魂落魄，一般情形你都能做出相应的适度反应。可是如果事件比较重大，变化比较突兀，那么你的适应期就要拖长。你了解自己的这种情况后，最好预先准备，锻炼自己的快速适应能力。

16分及以下：适应能力差。你对世界的变化、生活的摩擦很不习惯，如此磨损你会过早断裂的。不过只要意识到了，还是有希望改善这种状况的。对环境的不适应，可以分为生理不适应与心理不适应。对于生理不适应，可以暂时给自己一些优待。例如，到外地出差水土不服时，可以设法改善住宿条件，饮食尽量选用一些包装食品。对于心理不适应，一个比较简单而有效的方法就是心理暗示法。

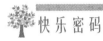

快乐密码

快乐就在你心中

诸多因素影响着人对快乐的感受，比如处理人际关系的能力。有明确的生活目标，也能让一个人快乐起来。在柳博米尔斯基眼里，可以有很多种方法对快乐施加影响。柳博米尔斯基说："获得快乐并不需要做什么惊天动地的事情。向别人表示感激，原谅别人的过失，培养亲情、友情和爱情，珍惜当下，甚至静默冥想，都可以是快乐的。"戴维森对大脑的研究数据显示，一个人如果每天花半小时，安静地思考一些愉快而美好的事情并且心生怜悯，他的大脑会在两星期内发生明显变化。戴维森认为，这可能是神经科学领域近20年来最重要的发现。"我们的大脑可以被改变。我们应当负起责任，使大脑向着更积极的方向变化。"柳博米尔斯基也说，科学研究证实，快乐就在我们心中。"快乐取决于我们的行动，我们做什么，怎么做，我们如何看待每一天的生活。"

这就是目前大家常说的正念冥想，就是每天闭目10分钟。找一个安静的地方，保持舒服的姿势，放空自己的大脑，把杂念释放，把过去心和未来心都放下，活在当下，静心、安心、知足、快乐。觉察自己的本心，稳定自己的情绪，清静无为，快乐的遥控器就在自己的手里。

心理健康频道 9

拯救"抑郁"，关爱健康

关注健康，远离抑郁。虽然抑郁的话题一度因名人的发病被大家进行过热烈讨论，但除了作为街谈巷议的话题之外，对绝大多数人来讲，抑郁依然只是一个与己无关的名词。其实，抑郁离我们并不遥远。据科学调查，每30人中就有一个人有抑郁困扰。所以熟悉一些相关的知识，对我们和周围的人来说是有益的。

抑郁症是一种常见的心境障碍，可由各种原因引起，以显著而持久的心境低落为主要临床特征，且心境低落与其处境不相称，严重者可出现自杀念头和行为。多数病例有反复发作的倾向，每次发作大多数可以缓解，部分可有残留症状或转为慢性。

抑郁症常会引起一些躯体症状，最常见的就是疲乏无力、精力下降、睡眠过多或过少、吃得过多或过少，还有不明原因的身体不适或疼痛等。当这些症状持续两个星期以上，并给本人带来巨大痛苦时，就应该考虑是否患有抑郁症了。

在专业医生那里，几乎每个抑郁症患者都有一段曲折的求医之路。调查显示，72%的抑郁症患者起初都不认为自己的身体症状是抑郁症的表现，因此辗转于综合医院的各个专科寻找病因。由于多种原因，目前综合医院对抑郁症的识别率不到20%，只有10%的抑郁症患者得到了恰当治疗。有些患者即便意识到自己可能得了抑郁症，也耻于承认。在他们心目中，得抑郁症的人都是弱者，是被困难打倒的人，或是思想有问题。还有些人担心"人言可畏"而不敢求医问药。

其实，抑郁症是可以通过治疗得到有效控制的，就像我们现在能够充分治疗和控制高血压、糖尿病等疾病一样。抑郁症患者最好到专科医院寻求帮助。在抑郁症的治疗方面，目前世界各国都是以抗抑郁药物为主，配合心理治疗。这是因为抑郁症是一种在生理、心理、社会等综合因素作用下所导致的脑功能发生紊乱的疾病，虽然起病过程中有心理因素的参与，但在其发展过程中有脑内神经递质的改变，所以并不能完全靠自己的意志去战胜。

药物治疗最有效

目前对中度以上的抑郁症治疗，我们主张以药物治疗为主。医生会根据患者正在服用的药物及可能出现的副作用来选择药物。如果以前患过抑郁症，医生通常会建议服用与以前相同的药物；如果家族有抑郁史，医生可能会选择对患者的家人起作用的药物。另外，价格也是考虑因素。

心理治疗不可少

俗话说"心病还须心药医",绝大多数抑郁症患者发病前有一定的诱因(如遭受挫折、不幸等),同时在出现情绪抑郁、低落过程中产生悲观、失望、孤独和无助感。这些情况,一般来说可以用心理治疗。美国研究人员发现,人际心理治疗和认知行为治疗对抑郁症门诊患者的疗效与三环类抗抑郁药相似,有效率为 $60\% \sim 80\%$。 掌握心理学知识,助人自助,对抑郁症说:"再见!"

梦中颜色代表的意义

梦境并非像一幕幕黑白电影片段。相反,梦里到处都是颜色:有时梦到心爱的他戴着蓝色领带,驾驶着红色的跑车;又或者梦到自己困在一间全白色的房间里。那么,你曾想过梦中出现的颜色代表着什么意义吗?

根据心理学家的发现,不同的颜色代表着不同的心理振动频率。它们有不同的特质,代表不同的知觉层面。而依据每个人不同的生活经历,相同的颜色也会代表不同的意思。

红色

浅红色代表爱情,说明你异性缘极佳,好好地享受一下爱情的甜蜜吧!如果你还是"快乐的单身",那你心目中的爱人就在不远之处。你将会遇上一个人,和你携手展开新恋情。如果你梦到的是一位穿着深红色衣服的女郎或一辆深红色的车,你可要当心点!深红色代表诱惑、危险,它有警告之意。你要时时刻刻有危机感,在紧急事故发生时，就不会手忙脚乱。你要巧妙处理人际关系，尤其是你的脾气，若闹翻的话是很难收拾残局的！

黄色

黄色本身是一个阳光的颜色。它常常会带给周围的人欢乐、喜悦。如果你梦到有人穿着一件黄色的衣服或驾驶着黄色的车，或许他就是那带给你永远快乐、幸福的人。

绿色

绿色代表新的开始、成长的过程。如果你梦到一大片翠绿的草原，那你的生活即将会有新的改变。如果你现在正经历一些不如意的事情，那一切就要画上一个终止符。整理好心情，期待新的开始吧！不妨重新安排你的工作，可能会有意想不到的收获。深绿色代表妒忌的心理。你在现实生活里，无法很大方地和别人分享某些东西。

蓝色

蓝色并不代表你的心情会很郁闷，它反而是一个轻松、愉快的颜色。你可以大方地让自己的心情放个假，轻松地等待将要来临的挑战。对于感情，如果你的情人穿着全蓝色，那表示你们的感情要开始变得冰冷、陌生。你可要多花点时间来解决两人的问题。在事业上，你也因为无法接受改变而放弃了很多好机会。

黑色

黑色是缺乏灯光照射时所形成的影子。如果你梦到了黑色，那表示你将会发现一段你不曾知道的事实，又或者你一直隐藏在心里的感受即将被周围的人发现。黑色代表危险，它也往往跟邪恶扯上关系。如果梦到自己走进一间黑屋子或梦到一位穿黑衣的人，你可要当心，那表示将会有人在你的感情或者事业上搞破坏，甚至给你的生活带来危险。

白色

白色代表希望、淳朴、和平。你所经历的一切痛苦、不顺利的事将会结束。梦里出现了一位穿着白衣的人，那他可能就是会把你带出困境的恩人。如果你梦到自己被困在一间全白色的房间里，那就表示你的心里其实是很空虚、寂寞的，你很期待能为生活增添一些色彩。在爱情上，你也开始厌倦那如白开水一般，淡而无味的感情。

心理透视

1. 若有块地是盖养老用的房子，你会盖在哪？

a. 靠近湖边（8分）；b. 靠近河边（15分）；c. 深山里（6分）；d. 森林（10分）

2. 吃西餐最先动那一道？

a. 面包（6分）；b. 肉类（15分）；c. 沙拉（6分）；d. 饮料（6分）

3. 如果节庆要喝点饮料，你认为如何搭配最适当呢？

a. 圣诞节／香槟（15分）；b. 新年／牛奶（6分）；c. 情人节／葡萄酒（1分）；d. 国庆日／威士忌（6分）

4. 你通常什么时候洗澡？

a. 吃完晚饭后（10分）；b. 吃晚饭前（15分）；c. 看完电视后（6分）；d. 上床前（8分）；e. 早上起床后（3分）；f. 没有特定时间（6分）

5. 如果你可以化为天空的一隅，希望自己成为什么呢？

a. 太阳（1分）；b. 月亮（1分）；c. 星星（8分）；d. 云（15分）

6. 你觉得用红色笔写的"爱"字比用绿色笔写更能代表真爱吗？

a. 是（1分）；b. 否（3分）

7. 如果你在选择窗帘的颜色，你会选择什么颜色？

a. 红色（15分）；b. 蓝色（6分）；c. 绿色（6分）；d. 白色（8分）；e. 黄色（1分）；f. 橙色（3分）；g. 黑色（1分）；h. 紫色（10分）

8. 挑选一种你最喜爱的水果吧！

a. 葡萄（1分）；b. 梨（6分）；c. 橘子（8分）；d. 香蕉（15分）；e. 樱桃（3分）；f. 苹果（10分）；g. 葡萄柚（8分）；h. 哈密瓜（6分）；i. 柿子（3分）；j. 木瓜（10分）；k. 凤梨（15分）

9. 若你是动物，你希望身上搭配什么颜色的毛？

a. 狮子／红毛（15分）；b. 猫咪／蓝毛（6分）；c. 大象／绿毛（1分）；d. 狐狸／黄毛（6分）

10. 你会为名利权位，刻意讨好上司或朋友吗？

a. 会（3分）；b. 不会（1分）

11. 你认为朋友比家人更重要吗？

a. 是（15 分）；b. 否（6 分）

12. 若你是只白蝴蝶，会停在哪一种颜色的花上？

a. 红色（15 分）；b. 粉红色（8 分）；c. 黄色（3 分）；
d. 紫色（6 分）

13. 假日无聊时，你会选择什么电视节目来看？

a. 综艺节目（10 分）；b. 新闻节目（15 分）；c. 连续
剧（6 分）；d. 体育转播（15 分）；e. 电影频道（10 分）

解答（仅供参考）：

（1）100 分以上 （积极、热情）你个性开放，觉得
助人为快乐之本。做事干脆利落，有时会过度激动，但
又富有强烈的同情心，令人莫名地想和你亲近。因为你
的复原力很强，能让人轻易感受到一股够劲的行动力，
和你在一起就像有了一股生命的泉源，不会有想放弃的
念头，因为你总是保持着乐观进取的态度。积极：勇于
追求目标理想，不会放弃任何希望，也具有越挫越勇的
特质和在困难环境中不易击败的精神。热情：生活圈广
泛，生活五彩缤纷，比较不拘小节，因此造成个性坦率、
直来直往、活泼好动的性格，也常有孩子气的举动。

（2）99～90 分 （领导力强）做事慢条斯理，喜欢
思考沉淀思绪，爱好命令别人，讨厌别人的反抗与被质
疑的态度，也不容许自己输给别人。喜爱学习，想让自己
成为最好的，而达不到目标时会不分青红皂白地生闷气。

（3）89～79 分 （感性）表达能力丰富，想象空间大，
因此常胡思乱想而变得多愁善感，容易沉醉在浪漫与甜
言蜜语中，对爱情总是既期待又怕受伤，常无厘头又莫

名地对号入座。个性属于优柔寡断型，通常不顾现实只跟着感觉走，让人摸不着他的想法与思考逻辑。

（4）78～60分 （理性、淡定）做事总是深思熟虑，考虑再三，谨慎小心，冷静且也愿意当个易妥协的人。有时候宁愿自己承受舆论与压力，也不愿说出来。因为你总是认为自己能熬过那些苦不堪言的日子，但其实这都只是在逞强罢了。你通常讨厌被束缚，更酷爱自由。理性：深思熟虑为第一原则，凡事要求公私分明，生活可能较拘谨严肃，对于赞美、悲伤或开心等较没什么差异性。淡定：与世无争，恬定主义者，内心没什么波澜，就像温驯的绵羊，只要能够生活就好，不必计较太多。

（5）59～40分 （双重、孤寂）环境的因素会让你不知道该怎么表现你自己，所以你可能有见人说人话的习惯。你热爱人多的时候，只是有时会导致你慌乱，不过你还是会因为现实的需要而委屈自己配合他人。通常会因为得不到满足而受挫，造成自闭。双重：不会适时表达情感，压抑情绪总是你碰到阻碍和困难时的第一个反应。如何发泄情绪与传达自己的意见，是必须优先学习的。孤寂：对现实不满，不易与人相处，难以找到生活的目标与重心，觉得没人了解自己，常引发强烈的自我防卫意识，就算与人交往，心中仍有一份挥之不去的孤单。

（6）39分及以下 （现实、自我）喜欢多变刺激的事，是个很有心机的人，而且计划周详，别人对你难以揣测，对任何事你都充满企图心，刚愎自用，想突显自己求表现。常追求遥不可及的梦想从而造成不平衡的心态，隐瞒自己也欺骗别人。现实：为了讨好上司、朋友，让人觉得自己是墙头草两边倒、心机重、心眼小、自私又自利，但往往能为自己打算未来，为自己创造一番天地。自我：常透过主观的感受来表达意见，然而人际关系的走样或许是造成压力的来源。不自觉地画地自限压抑情绪，也不愿被外在所影响而尝试改变，更不会考虑到别人的感受，即便经历了挫折仍然固执自己的理念。

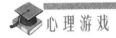 心理游戏

情绪表达

情绪表达是指人们用各种方式来表现情绪或者传达情绪负载的信息，是情绪调控的必修课。通过对自己情感、意图的理解和尊重，向自己表达内心的感受。同时公平地给予正、负面情绪以同等的输出方式，学会坦然面对负面情绪，引导其合理宣泄，做到和坏心情说再见。准备1个气球或一次性食品袋、记号笔。

游戏步骤：

1. 回想一件引发产生自己强烈情绪反应的事，对着气球或食品袋讲述出来。每当感到有明显情绪波动时，就深吸一口气，并缓慢向气球里吐气，想象着负面情绪也随之被吐进了气球。比如，最强烈的情绪是内疚，因为不能回家给父母过生日。

2. 边讲述边体验情绪，并通过深长且缓慢的呼吸将

负性情绪一吐为快，在一呼一吸间平复情绪。每次吐完气后停顿片刻，对比吐气前后的情绪状态和身体感受，直到讲述结束，将气球扎好口。

3. 将负面情绪写在气球外侧，并画出能代表这一情绪的符号或者文字。

4. 将充满气的气球扎破，并在心里默念，那件事和坏情绪已经随着破掉的气球一起消失了，体会气球破掉的那一刻的内心感受。

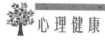 心理健康

人人都需要心理咨询

1. 随着社会的发展，心理疾病的发生率在增加，同时人们对心理健康也越来越重视。但是，现在仍有不少人对心理咨询存在模糊不清甚至错误的认识，担心自己去接受心理咨询会被别人说三道四，致使很多人对心理咨询望而却步，宁愿承受精神上的痛苦折磨。

2. 实际上，每个人都需要心理咨询。从严格意义上讲，世界上心理绝对正常的人是没有的，心理状态相对完好或者基本没有心理疾病的人只占 5% ～ 10%，绝大多数人或多或少存在心理问题。引起心理问题的原因有家庭问题、学业问题、就业问题、人际关系问题、个人成长与发展问题、突发事件后的心理危机等。由于这些心理问题的存在，可以产生各种各样的心理障碍，降低人的心理健康水平，使之处于心理的亚健康状态，同时也会

产生各种身体症状。

3. 需要心理疏导是件很正常的事。在竞争激烈的社会中，有了烦恼并不可怕，关键是要能够正视自己，调节自己和改变自己，寻求正确的解决途径和方法。一是自我调节，二是求助他人。找他人帮助这是很正常的事，就像人患了疾病去看医生一样，谁也不会笑话他。一个人有了心理困扰和烦恼也是一样的，解决的重要途径之一就是进行心理咨询，接受心理教育。只有这样，一个人在面对工作、生活中的压力时，才会保持乐观、自信、宽容、合作、恒心、毅力、忍耐、抗挫折等良好的心理素质。心理咨询可以使人的心理更健康，增强心理承受能力，预防心理障碍的产生，促进潜能的发挥，使生命更有意义。

心理健康频道 10

 逆境是人生的试金石

人生在世，难免会遇到这样或那样的逆境。人生的逆境大约可分为四种：一曰生活之苦，饥寒交迫；二曰心境之苦，怀才不遇；三曰事业受阻，功败垂成；四曰存亡之危，身处绝境。

逆境是人生的试金石，它可以检验出一个人的成色。在漫长的人生道路上，我们无法选择逆境与顺境，但我们可以选择不同的态度。有人曾经说过："你改变不了环境，但可以改变自己；你改变不了事实，但可以改变态度；你改变不了过去，但可以改变现在；你不能控制他人，但可以掌握自己；你不能预知明天，但可以把握今天；你不能样样顺利，但可以事事尽心；你不能左右天气，但可以改变心情；你不能选择容貌，但可以展现笑容。"当身处逆境之时，有的人心灰意冷，逆来顺受；有的人怨天尤人，牢骚满腹；有的人见心明志，直言疾呼；有的人泰然处之，尽力而为。最后一种做法，无疑是身处逆境时应有的人生态度。

西方有句谚语："打不倒我们的挫折，只能让我们更坚强。"其实，每个人的成长和强大，都源于把困难踩在脚下。决定我们胜败得失的，并不仅仅是我们的能力和水平，当面对逆境时，人生的强者会想尽一切办法去战胜它们，取得成功。梁启超曾经说过："患难困苦，是磨炼人格之最高学校。"拿破仑也说过："人生之光荣，不在于永不失败，而在于屡仆屡起。"伏尔泰也曾经说过："人生布满了荆棘，我们知道的唯一方法就是从那些荆棘上迅速踏过。"也就是说，当我们面对逆境时，要努力地去战胜它；即使失败了，也要重新振作起来，继续努力奋斗。

成功好比一场时间的赛跑。也许你起跑有点慢，也许你刚冲出去就跌了跤，这并不可怕，更不能算失败。但是，你如果因此而心灰意冷、半途退却，那就连成功的背影也看不到了。很多时候，很多事，人不是不能为，而是在接近成功时丧失了信心。一个人在顺境中奋发固然难得，更可贵的是能在希望的曙光尚未出现时坚持前行，坚信自己的信仰和追求，一步步地超越平淡和困顿。

卢梭曾说过："一只雄鹰在练习飞行时，总是随风而飞。如果遇到危险就转过头来逆风而飞，反而飞得更高。"愿我们都像展翅高飞的雄鹰那样，勇敢地直面人生的逆境，永不服输，永不气馁，顽强抗争，去争取人生的辉煌和成功。

✿ 人生故事

只差一遍鸡叫——多一分坚忍，多一分成功

坚持的过程也许很痛苦，但克制住了自己，成功便近在咫尺。不要给自己转向的理由，坚持着，忍耐着，生命中神圣的时刻一定会到来。

故事阅读

相传，有两个人向酒神求教如何酿酒。酒神授之以法：选择端午那天饱满的米，与冰雪初融时清冽的高山泉水调和，注入千斤紫砂土铸成的陶瓮，再用初夏第一张看见朝阳的新鲜荷叶盖紧，紧闭九九八十一天，直到鸡叫三遍后启封，酒即成矣。

二人假以时日，历尽千辛万苦，克服重重艰难险阻，终于各自找齐了所有的材料。他们按照酒神的方法把酿酒的材料调和密封好，然后潜心等待那激动人心动的时刻的到来。

多么漫长的等待啊。

漫漫长路的终点终于触手可及，第八十一天终于到来了。两个人整夜都不能入睡，等着鸡叫的声音。

这时远远地传来了第一声鸡叫，仿佛过了很久很久，依稀传来了第二遍鸡叫，第三遍鸡叫什么时候才能传来呢？

其中一个人忍不住了，他迫不及待地打开了陶瓮，却惊呆了——里面是一坛浑水，酿的酒味道又苦又酸。他后悔极了，失望地把酒洒在了地上。

而另外一个人，虽然焦急的心绪仿佛火一样在他心里慢慢地燃烧，让他按捺不住想要伸手。但他还是咬着牙，坚持到第三遍鸡叫响彻天空。他打开陶瓮，多么甘甜清澈，沁人心脾的美酒啊！

他成功了。与前者相比，他只是多等了一遍鸡叫而已。

智慧点拨

有时候，我们会期待一些神圣而重大的时刻。为了这些时刻，我们努力奋斗了很久。在这过程中，我们有时候会感到疲惫，有时候会急不可待，这个时候，只要坚持一下，或许成功就在下一个路口。

很多时候，失败者并不是输在才能与机遇上，而仅仅是败在了那么一点点坚持和忍耐上。行百里者半九十，一点点的急躁，有时候会导致前功尽弃。

酿酒是一个漫长的过程，酿出美味的酒更需要耐心和毅力。两个人都经过了八十一天的等待，但第一个人没有等到第三遍鸡叫便打开了陶瓮，得到的酒又苦又酸；第二个人抑制住了心里的欲望，这种坚持让他得到了美酒。成功者和失败者的区别，只是多了一点坚持和忍耐，有时是多坚持一年，有时是多坚持一天，有时仅仅只是多坚持等待下一遍鸡叫的时间。

一天的坚持每个人都能做到，一年的坚持很多人也能做到，但是更长时间的坚持有多少人能做到呢？很多人在九十九步的时候放弃了，因此他们领略不到第一百步的美丽。黑夜每天都会来临，你坚持着，天终究会亮；冬天的脚步渐渐逼近，你忍耐着，春天还会远吗？坚持是对一个人意志的考验，等过了九九八十一天，等过了两遍鸡叫，你还在乎等待最后一遍鸡叫吗？

 ## 消除心理压力的方法

人们在日常生活中常会遇到一些突然情况，或面临险境，或遭受挫折，这时，人的生理和情绪上就会产生变化和波动，造成心理上的压力，从而产生焦虑、恐惧、愤怒、悲伤等不良情绪。同时，生理上也会发生一系列的变化，如心跳较快、血压升高等，从而直接影响人们的健康、生活、工作和学习。那么，怎样才能消除心理压力呢？下面介绍的几种方法，或许能给您一些帮助。

●自足。人的需要是多方面的，若某一方面的需要得不到满足，便会情绪低落，造成心理压力。因此，个人的需要和愿望应合情合理，不要奢望得不到的东西，这样就可以减少失败的痛苦，增添成功的欢乐，从而消除心理压力。

●开朗。人生活在这个世界上，每天接触各种人和事，难免会遇到麻烦。如果能保持开朗的心境，拥有广阔的胸怀，做到"宰相肚里能撑船"，便会体谅他人，免生一些不该生的气。

●自信。生活中，有许多困难需要克服。一个人如果心中充满自信，便会勇敢地战胜困难，取得胜利；如果胸无主见，随遇而安，那么一旦遇到困境，便会手足无措、心慌意乱，从而产生心理上的压力。因此，保持自信的确是消除心理压力的一剂良药。

●意志。意志力是人们全部精神力量的总和。凡是意志坚强的人，虽然饱经人间忧患，但是生活信念始终不灭。他们用顽强的意志战胜了人生的坎坷，对于这样的人来说，任何心理压力都是能够克服的。

●理想。古往今来，凡是有理想、有抱负的人都能承受挫折和不幸。他们凭借理想和信念的力量摆脱了生活的压力和命运的打击。因此，确立一个终生追求的奋斗目标，树立坚定不移的生活信念，是摆脱心理压力的重要前提。

●倾诉。当心里产生不良情绪时，切不可将这种恶劣情绪强压在心里，而必须采取合理的方式，将其宣泄出去。倾诉便是一种很好的宣泄方式。当心中有烦恼时，你应尽可以向家人、朋友倾诉；当工作、训练上有困难时，你应多向领导、同事请教。在交谈之中，你会感受到温暖的友情和亲切的关怀，从而使内心的不良情绪逐渐消除。可见，将内心的烦恼通过倾诉宣泄出来，可以减轻或消除心理上的压力。

●转移。情绪转移是将注意力从痛苦的事情上转移到其他方面，从而有助于摆脱痛苦，减轻挫折，消除心理压力。比如，痛苦时去爬爬山、看看风景，忧郁时去打打球、唱唱歌，以摆脱抑郁的心理氛围，获得一个良好的心境。

总之，心理压力是可以克服的。大可不必为此背上一个沉重的心理包袱。让我们树立坚强的人生信念，"用笑脸来迎接明天的朝阳，用百倍的信心来应付一切突发情况"，永葆开朗、健康的心境。

 ## 心理健康评价标准

如何评价你自己的心理状态？医学界公认的评价心理健康的十大标准如下。

1. 心理活动强度

是指对于突然的、强大的精神刺激的抵抗能力。在遭受精神打击时，不同的人往往有不同的反应。心理健康水平低的人往往反应强烈并容易留下后遗症，甚至可能因为一次精神刺激而导致反应性精神病或癔症。

2. 心理活动耐受力

指长期经受慢性的、持续的精神刺激的能力。耐受力差的人往往在这种慢性精神折磨下出现心理异常，个性改变，精神不振，甚至产生严重的身体疾病。而心理健康水平高的人则不会。

3. 周期节律

人的心理活动在形式和效率上虽各不相同，但都有着自己内在的节律。如果一个人的心理活动的固有节律经常处在紊乱状态，不管是什么原因造成的，我们都可以说他的心理健康水平降低了。

4. 意识水平

意识水平的高低，往往以注意力水平的好坏为客观指标。如果一个人不能专注于某种工作，不能专注于思考问题，思想经常开小差或因注意力分散而出现工作上的差错，就要警惕是否存在心理健康问题了。

5. 暗示性

易受暗示的人，往往容易被外界环境的无关因素引起情绪的波动和思维的动摇，有时表现为意志力薄弱。他们的情绪和思维很容易随环境变化，给精神活动带来不太稳定的特点。虽然暗示性在每个人身上都多少存在着，但是受暗示性程度较高者，可认为存在心理不健康因素。

6. 心理康复能力

人在经历了精神创伤后，由于人们的认知水平和经历不同，从创伤中恢复的时间和程度也有所不同。这种从创伤中恢复到往常水平的能力，称为心理康复能力。心理健康的人，康复能力自然很强。心理康复能力差的人，就会在经历创伤后表现为一蹶不振，并在心中留下难以磨灭的阴影。

7. 心理自控能力

情绪的强度、情感的表达、思维方向和思维过程都是在人的自觉控制下实现的。当一个人身心十分健康时，他的心理活动就会十分自如，情感表达恰如其分；而心理自控能力较差的人，往往就会因为心理活动的表达不当而表现出"失态"。

8. 自信心

当一个人面对某种生活事件或工作任务时，他首先估计的是自己的应对能力，这就是我们通常所说的"自信心"，它实际上是一种正确自我认知的能力。自信心过高或过低都是不好的。因此，一个人是否有恰如其分的自信，是精神健康的一个标准。如果一个人不能正确地认识自己，并且不能在生活实践中不断地修正自我的认知，我们可以说，这个人的心理健康水平是不够的。

9. 社会交往

人类的精神活动得以产生和维持，其重要的支柱是充分的社会交往。社会交往的剥夺，必然导致精神崩溃，出现种种异常心理。因此，一个人是否能与人正常交往，也标志着一个人的心理健康水平。

10. 环境适应能力

人类生活的环境条件是不断变化的，有时会遇到很恶劣的环境，有时会遇见很美好的环境。这就需要采取主动性或被动性措施，使自身与环境达到新的平衡，这个过程称为"适应"。一个人是否能很快采取各种措施去适应，并以此保持心理平衡，往往反映着这个人心理活动的健康水平。

心理健康频道 11

 格式塔自我心理疗法

格式塔疗法是由美国精神病学专家费雷德里克·S·珀尔斯博士创立的。该疗法是自己对自己疾病的觉察、体会和醒悟，是一种修身养性的自我治疗方法。现在将这种疗法的"九条原则"介绍如下。

1. 生活在现在。不要老是惦念明天的事，也不要总是懊悔昨天发生的事，而把精神集中在今天要干什么上。因为遗憾、悔恨、内疚和难过并不能改变过去，只会使目前的工作难以进行下去。

2. 生活在这里。我们对远方发生的事无能为力，想也没有用；杞人忧天，徒劳无益；惶惶不安，对于事情毫无帮助。记住，自己就是生活在此处此地，而不是遥远的其他地方。

3. 停止猜想，面向实际。很多心理上的纠纷和障碍，往往是因为没有实际根据的"想当然"所造成的。因此，不必毫无意义地胡乱猜想。

4. 暂停思考，多去感受。人们往往容易忽视或者没有心思去观赏美景，聆听悦耳的音乐等。然而"感受"比起思考本身更为重要。没有感受就无从思考，感受可以调整、丰富你的思考。

5. 接受不愉快的情感。愉快和不愉快是相对的，也是可以相互转化的。因此，人们要有接受不愉快情绪的思想准备。

6. 不要先判断，要先发表参考意见。先不要判断，先谈出你是怎样认为的。这样做，就可以防止和避免与他人不必要的摩擦和矛盾冲突，而你自己也可以避免产生无谓的烦恼与苦闷。

7. 不盲目崇拜偶像和权威。不要盲目地附和众议，从而丧失独立思考的习性；也不要无原则地屈从他人，从而被剥夺自主行动的能力。

8. 我就是我，对自己负责。不要说什么"我若是某某人，我就一定会成功"，应该从自己的起点做起，充分发挥自己的潜能，不必怨天尤人。要从我做起，从现在做起，竭尽全力发挥自己的才能，做好自己能够做的事情。

9. 正确自我评估，把自己摆在准确的位置上。每个人在社会中，都占据着一个特定的位置，要按照这个特定位置的要求，去履行你的权利和义务。如果不按照社会一致公认和大家都共同遵守的这个规范去做，那么就会受到社会和他人的谴责和反对。

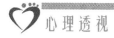

心理透视

"半杯水"

假设你现在非常渴,独自一人在找东西喝,忽然间看到桌子上放了半杯水,你会怎么想、怎么做呢?

A.真是太好啦,在我口渴的时候,这里还会有半杯水,正好解渴。

B.谁放在这儿的?我得问问。

C.真倒霉!本来就够渴的了,好容易看到点儿水,还只剩一半了。

D.喝完以后没准儿我会更渴,干脆别喝了。

解答（仅供参考）:

选择 A 的人:对待生活是充满阳光的,总可以从事情好的方面来思考问题。在这些人眼中,生活是美好的,人与人之间没有任何芥蒂,所以对外人毫不设防,不分你我。

选择 B 的人:对生活有很客观的评价,做事很讲原则,相信"人不犯我,我不犯人",并且从来不轻易相信别人,哪怕是受到别人的帮助,也小心地考虑对方的企图。

选择 C 的人:做出这样的选择,说明这个人总是用一种悲观的视角去看待挫折,忽略逆境也能给人们带来乐趣,总是怨天尤人、闷闷不乐,也许这么想已经成为一种习惯。

选择 D 的人:有这样想法的人,把注意力放在事情的结果上,而忽略过程。在他们眼中只有对错之分,从来不会做没有意义的事情。但有时候由于目标太高，也会有一些挫败感。

每件事物都有好坏两个方面，关键看一个人怎么看待它。生活的美好在于它不仅仅给我们很多鲜花，同时还给了我们更多的荆棘。拥有鲜花固然会让人很幸福，但可能忽略了小的瑕疵；邂逅荆棘可能一时让人无法接受，但这毕竟是对自己的挑战。既然每个事物都有它的利弊，为什么不选择一个对自己有利的角度去看问题呢？与其"乐极生悲"，不如早些从鲜花和掌声中清醒过来；与其终日"郁郁寡欢"，不如坦然面对命运的不公，看看有没有办法解决或者用其他的东西代替。

我们需要成功，也需要被他人认可。对目标充满渴求，对战胜困难充满信心，哪怕失败也是一种成功，一种战胜自己的成功。

 ## 适合中国人的十大减压方法

社会的发展日新月异，人们的压力也越来越大，平日工作的繁忙、家庭的操劳，自身也感到越来越大的压力。所以，如何看待压力、释放压力，就显得尤为重要。一位年轻者自述："大哭能让我的心情变好。"然而，号啕大哭虽然能为紧张的生活寻找停歇喘息的机会，但不是解决问题的根本办法。我们国家的有关部门，进行了一项"适合中国人的减压方法"的调查，国内一百余位专门从事精神心理卫生工作的专家学者参与了此项调查，并公布了专家们结合自身和临床实践筛选出的"适合中国人的十大减压方法"。

1. 找家人或朋友倾诉

2. 分散注意力

3. 顺其自然

4. 与大自然亲近

5. 投入到一件事中

6. 独自内省

7. 做最喜欢做的事

8. 把烦恼写出来

9. 运动锻炼

10. 睡觉

大家可以结合自身的具体情况，科学、理性、具体地应用这些减压法。因为人在一生中，因受社会、环境、经历等诸多因素的影响，往往所感受到的压力、烦恼是复杂多变的。对生活中一般的压力、烦恼，可以使用适合的减压方法来消除。如果压力、焦虑已持续了较长的一段时间，而且症状已明显影响日常工作与生活时，就应该找专职的精神医师或心理咨询师诊治，寻求减压、消除烦恼的妥善方法。

 保健谚语辑录

1. 立如松，行如风。

2. 性格开朗，疾病躲藏。

3. 房宽地宽，不如心宽。

4. 人有童心，一世年轻。

5. 祸从口出，病由心生。

6. 大葱蘸酱，越吃越胖。

7. 一日三枣，长生不老。

8. 大蒜是个宝，常吃身体好。

9. 吃了十月茄，饿死郎中爷。

10. 核桃山中宝，补肾又健脑。

11. 胡萝卜，小人参，经常吃，长精神。

12. 一天一苹果，毛病绕道走。

13. 锻炼要趁小，别等老时恼。

14. 请人吃饭，不如请人流汗。

15. 日光不照临，医生便上门。

16. 刀闲易生锈，人闲易生病。

17. 懒惰催人老，勤劳能延年。

18. 饭后百步走，活到九十九。

19. 要想腿不老，常踢毽子好。

20. 要想腿不废，走路往后退。

心理健康频道 12

心理减压保健操

日常工作中，可能时间紧迫，任务繁重，面临较大的心理压力。在重压之下，一些人可能会产生身心慵懒、头脑发木、思维滞缓、注意力难以集中等现象。心理学家认为，产生这种现象是心理紧张和压力过大所致。因此，我们很有必要学会使用科学的心理放松方法，给困顿、脆弱的心理"松绑"，借以平衡心态，放松身心，释放淤积。这里介绍几种"心理减压操"，它可以消除紧张情绪，缓解精神压力，恢复工作效率，使人以更饱满的精神状态投入到各项工作之中。

1. 提腿摸膝操

两脚开立与肩同宽，先平抬左腿，用右手摸左膝；再抬起右腿，换左手摸右膝，如此交叉反复练习 3 分钟。然后改做平行练习，即抬左腿，以左手够左膝；再抬右腿，以右手够右膝，持续练习 3 分钟。动作要舒缓、有韵律，眼睛保持平视，全身自然放松，类似于做广播体操的"整理运动"。由于大脑两半球对身体功能实施对侧控制，即右半球控制身体左侧，左半球监管身体右侧。该练习可以促进大脑两半球协调工作的能力，缓解单侧用脑过度所引发的身心疲劳症状。

2. 耳部按摩操

选择一种舒服的体姿平躺或静坐，然后闭上双眼，用拇指和食指夹住耳朵。拇指在后，食指在前，自耳朵上部向下部来回轻轻捏揉，约 10 分钟左右，可改善记忆力减退的状况。

3. 静思卧养操

用一种你认为最舒适的体姿坐在高度适中的椅子上，让家人或朋友缓缓地按摩你的肩、颈部肌肉。其间，做均匀的深呼吸，并轻微地转动头部。注意此时你注意力必须全部集中到放松的感觉上来，时间一般以 15 分钟左右为宜。该练习可缓解训练时注意力不能很好地集中、思维凌乱等心理障碍。

4. 想象放松操

选择舒适的姿态让自己倚靠或平躺下来，然后闭上双眼，努力想象：自己正坐在或躺在一叶泊于港湾的小船上，小船随着湛蓝的海水泛起的轻波荡漾着，天空中几朵浮云在自由地徜徉……你尽情地享用这一切。总之，怎么美怎么想，练习时间每次约 10 分钟。

以上几套心理减压操，是根据身心一致的原理设计的。美国心理学家詹姆士认为，情绪是对身体变化的知觉，即当外界刺激引起身体上的变化时，人们对这些变化的知觉便是情绪。按照他的说法，人不是因为愁了才哭，喜了才笑，而是因为哭了才忧愁，笑了才欢喜。总而言之，身体上的变化和情绪的产生息息相关，不可分离。希望借助这几套心理减压操，能够让读者放松身体，放松心情，轻装上阵，事半功倍。

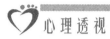 心理透视

森林木屋

想象你在森林的深处，发现有一座很旧的小木屋。

1. 小木屋的门是怎样的状态？

A. 敞开的；B. 紧闭的

2. 你走进屋子里，看见里面放着一张桌子，这张桌子是什么形状的？

A. 圆形；B. 正方形；C. 三角形

3. 桌子上有个花瓶，瓶子里有水，你认为花瓶里有多少水呢？

A. 满满一瓶；B. 只有半瓶；C. 瓶子是空的

4. 这个瓶子是由什么材料制造的？

A. 玻璃；B. 陶瓷；C. 塑胶；D. 泥土；E. 青铜；F. 木头

5. 距离木屋不远处，有一条飞流直下的瀑布，请问水流的速度是多少？（你可以从 0～10 中任意选一个）

6. 你经过瀑布，发现地上有个金光闪烁的东西，你弯腰拾起来一看，原来是一个带着钥匙的钥匙圈。你认为有多少把钥匙挂在上面呢？（你可以从 0～10 中任意选一个）

7. 你继续向前走，一座城堡呈现在你的面前。这个城堡是什么样子的呢？

A. 新建的；B. 古老的

8. 你走进城堡，看见一个游泳池，黑暗的水面上漂浮着很多闪闪发光的宝石，你会捡起这些宝石吗？

A. 会；B. 不会

9. 在这个黑暗的游泳池旁边有一条小溪，清澈的水面上漂浮着许多枚钱币。你会捡起这些钱币吗？

A. 会；B. 不会

10. 你穿过城堡，看见一座大花园，地上有一个箱子。这个箱子的尺寸是怎样的？

A. 很大；B. 普通；C. 很小

11. 这个箱子是用什么材质做的？

A. 木头；B. 金属；C. 硬纸板；D. 纸

12. 花园里，在箱子的不远处还有一座桥，它是用什么材料建造的？

A. 金属；B. 木头；C. 藤条

13. 走过这座桥，在草地上看到一匹马。请问马是什么颜色的？

A. 白色；B. 黑色；C. 灰色；D. 褐色

14. 马正在做什么？

A. 吃草；B. 在附近奔跑；C. 安静地站着

15. 这时，突然刮来一阵龙卷风，你会怎样做？

A. 藏在箱子里；B. 藏在桥底下；C. 骑马逃离

解答（仅供参考）：

1.门如果是开着的，说明你是一个任何事都愿意与别人分享的人；门如果是关着的，说明你是一个任何事都愿意一个人去做的人。

2.圆形，总有一些朋友陪伴着你，你完全信任并接受他们；正方形，你在交朋友的时候有点挑剔，你只和那些你认为比较熟悉的朋友有些来往；三角形，在对待朋友的问题上，你是一个真正的非常吹毛求疵的人，所以你的生活中朋友很少。

3.瓶子里的水是满的，你对目前的生活非常满意；瓶子里的水只有一半，你的生活只有一半达到你的理想；瓶子是空的，你对目前的生活很不满意。

4.瓶子的质地是玻璃、泥土、陶瓷，在生活中你是一个脆弱而需要他人照顾的人；瓶子的质地是青铜、塑胶、木头，你在生活里是一个强者。

5.水流的速度为：0，你基本没什么欲望；1～4，你的欲望很低；5，欲望属于中等水准；6～9，欲望很强；10，你有超强的欲望。

6.钥匙数为：1，生活中你只有一个好朋友；2～5，生活中你有几个好朋友；6～10，生活中你有许多好朋友。

7.城堡如果是新的，说明你在过去的交往中有很好的记忆，现在仍然鲜活地停留在你心里；如果是古老的，说明你在过去的交往中有一段不好和不值得怀念的经历。

8.从黑暗的水面上捡宝石，表示当你的伴侣在你身边时，你依然和周围的人谈笑风生；如果没有捡宝石，则表示当你的伴侣在你身边时，你绝大多数时间都会围着他（她）转。

9.从清澈的水里捡钱币，表示当你的伴侣不在你身边时，你会和周围的人调情；如果没有捡钱币，则表示你对伴侣的忠诚不变。

10.箱子很大，说明你非常自负；箱子一般大小，说明你比较自负；箱子很小，则说明你不自负。

11.箱子的材质如果是金属的，说明你的性格骄傲而顽固；其余的答案则说明你有谦虚的性格。

12.桥的材料是：金属，说明你和朋友有非常密切的联系；木头，说明你和朋友有比较密切的联系；藤条，说明你周围没有很好的朋友。

13.马的颜色是：白色的，你的伴侣在你心目中非常纯洁而美好；灰色、褐色的，你的伴侣在你心目中的位置平平；黑色的，在你心目中好像对你的伴侣不太满意。

14.马在附近奔跑，说明你的伴侣是一个非常狂野的人；马安静地站着或者吃草，说明你的伴侣是一个顾家、谦虚的人。

15.龙卷风代表你生活中的麻烦，箱子代表你自己，桥代表你的朋友，马代表你的伴侣。如果你选择箱子，你无论何时遇到麻烦都会自己解决；如果你选择桥，你会去找你的朋友寻求帮助；如果你选择马，你会和你的伴侣一起去面对。

蝴蝶引起的风暴

故事阅读

1960年，美国麻省理工学院教授洛伦兹研究"长期天气预报"问题时，遇到了疑难问题。她在计算机上用一组简化数据模拟天气的演变，想利用计算机的高速运算来提高天气预报的准确性。但是事与愿违，多次计算表明，初始条件的极微小差异，会导致错误的结论。心理情绪也是如此，有一组漫画显示，一个人在单位被领导训了一顿，心里很恼火，回家冲妻子发起了脾气。妻子无来由地被骂，也很生气，就摔门而去。妻子走在街上，一条宠物狗拦住了去路，"汪汪"狂吠。妻子更加生气，就一脚踢过去。小狗受到踢打，狂奔到一个老人面前。正巧这位老人有心脏病，被突然冲出的小狗吓了一跳，当场心脏病发作，不治身亡。

洛伦兹发现了微小差异导致的巨大反差，她用一个形象的比喻来表达这个发现。一只小小的蝴蝶在巴西上空震动翅膀，它扇动起来的小小漩涡与其他气流汇合，可能会在一个月后的美国得克萨斯州引起一场风暴。其原因是，蝴蝶翅膀的运动，导致其身边的空气系统发生变化，并引起微弱气流的产生，而微弱气流的产生又会引起它四周空气或其他系统产生相应的变化，由此引起连锁反应，最终导致其他系统的极大变化。这就是著名的"蝴蝶效应"。

智慧点拨

"蝴蝶效应"说明，一个微不足道的动作，或许会改变人的一生；一个坏的微小的机制，如果不加以及时地引导、调节，会给社会带来非常大的危害；过去受到的心理挫折和创伤，会从宏观或微观上影响到以后的生活。

我们常说的"差之毫厘，谬之千里""一着不慎，满盘皆输"，就是"蝴蝶效应"的写照。所以，做好每一个细节，细节决定成败。

精彩看板

我们要关注细节。细节在我们生活中表现出来的魅力是无与伦比的。一个人可能因为关注细节而抓住很多机会，从而体现了自身的价值，修复了自己的人生，完善了自己的品格。

细节的作用不可低估。有些人奉行做大事，认为自己高人一等，胜人一筹，从而忽视细节，结果不但没有提升自己，反而更加失败。所以，我们要把握生命中的细节，酝酿过程中的细节之美。只有这样，才会取得不断的成功。

什么情况下应该去看心理医生

凡是心理上有困扰和问题，需要获得帮助、支持、治疗和指导时，你都可以去看心理医生。具体地说：

1.当你有明显不平常的感觉和行为时，你应该去看心理医生。例如，总听到一个声音指挥、控制你。

2.当你有心理不健康的表现时，你应该去看心理医生。例如，害怕一些并不可怕的事物，害怕花，害怕水，害怕笔，害怕见人等。再如，脑子里总不停地想一些无意义的小问题，或者不停地洗手等。

3. 当你有一些奇怪的疾病时，你应该去看心理医生。例如，因为精神受刺激等原因，突然瘫痪了、失明了、或聋哑了，以及在医院相应的科室虽查不出病来，又确实发生过的奇怪的疼痛、胃肠不适等。

4. 当你身体没毛病，但是有由心理原因引起的性功能障碍时，或者有一些古怪的性问题时，你应该去看心理医生。

5. 当你情绪极差，难以自拔时，你应该去看心理医生。一般这类常见的情况有过度抑郁或长期抑郁，神经衰弱，对某些事过度紧张、焦虑等。

6. 当某些事引起你强烈的心理冲突，自己难以解决时，你应该去看心理医生。

7. 当你的人际关系中出现了较大问题时，你应该去看心理医生。

8. 当你睡眠不好，如失眠、做噩梦或者梦游时，你应该去看心理医生。

9. 当你家庭和婚姻中出现难以解决的问题时，你应该去看心理医生。

10. 当你的孩子出现各种心理问题时，你可以去找心理医生。例如，孩子学习成绩总是不好，有一些坏习惯，多动、口吃、情绪低落、胆子太小等，都可以去找心理医生帮助解决。

有人有一个误解，认为找心理医生的人都是"不正常的"。由于这种偏见，许多人不敢轻易去看心理医生，害怕别人以为自己精神不正常。实际上，去看心理医生的人之中，虽然有一部分有较严重的心理疾病，但是也有一大部分是正常人。不论是谁，只要你心理上、情绪上有痛苦、烦恼，都可以去看心理医生。并且，不仅仅是你的心理和生活出现问题时需要心理医生，当你在发展自己，在事业上遇到一些影响心理的问题时，你都可以去寻找心理医生的指导和帮助。

如果你希望进一步改善自己的性格，也可以去请求心理医生给予指导。

总之，只要遇到和心理有关的问题，你都可以去找心理医生。特别是当你的心理问题很严重，自己无法解决时，有心理医生的帮助，问题会解决得更好一些。许多对你来说极难解决的、长期困扰的问题，在专家指导下都可以找到解决的办法。

当然，不同机构中的心理医生业务范围不尽相同。不是每个心理医生都可以解决所有心理问题的，每个心理医生都有他擅长的特定领域。在看心理医生时，应首先对此有一个大致的了解。

心理健康频道 13

人生小故事

巧妙的反击——幽默

故事阅读

美国总统林肯被人称为幽默大师。

有一天，他正要上床休息，有人打电话来，"税务主任刚刚去世，能否让我来接替税务主任的位置？"林肯当即回答说："如果殡仪馆同意的话，我个人不反对。"巧妙地拒绝了对方。

林肯有一次在演讲时，有人递给他一张纸条，上面只写了两个字："笨蛋。"他举着这张纸条镇静地说："本总统收到过许多匿名信，全都是只有正文，不见署名。而刚才这位先生正好相反，他只署上了自己的名字，而忘了写内容。"

智慧点拨

林肯的幽默让他摆脱了困境。

幽默的力量是无穷的，它可以吸引众人的注意力，可以在微笑间缩短彼此的距离，也可以在各种紧张、尴尬的场合中，发挥出非凡的作用，能使所有令人不快的气氛一下子变得愉悦而轻松，使对立冲突、一触即发的态势转为和谐与融洽，还能使对方心悦诚服地理解、接纳你的观点。

精彩看板

幽默在日常的交往中有着重要的作用，所以我们要培养自己的幽默感。这就要求我们要多参加社会交往，多接触形形色色的人，增强社会交往能力，也能够使自己的幽默感增强。如果有机会，可以参加专门的幽默训练。但更重要的是，从自我心理修养和锻炼出发来提高自己，比如拓宽自己的知识面，知识积累得多了，与各种人在各种场合接触就会胸有成竹，从容自如。

 自感健康的心态不可少

谈到健康，以前的观点是，"身体强壮，全身没什么病痛，能吃能睡"。而如今，健康的概念被赋予了全新的内涵。世界卫生组织指出，判断一个人是否健康，除了身体健康以外，还应加上心理健康，以及能否适应社会等方面的条件。就心理健康而言，其内涵应该说是多方面的，其中也包含了自感健康。

所谓自感健康，就是自己感觉到自己身体健康，即使有病，也能依靠自己的能力战胜疾病。它是一个人良好的心理素质和乐观向上的精神面貌的反映。大量无可辩驳的事实证明，自感健康是一个重要的健康指标，它与死亡率、医疗服务，以及某些健康行为有很大关系。

据医学科研人员长期研究显示，自感健康差的老年人，其死亡率是自感健康好的老年人的 3 倍。

自感健康的人，没有小病大养，更没有无病呻吟。他拥有的是良好的精神风貌和健康的体魄。我们应该让越来越多的人认识什么叫自感健康，以及自感健康对自己、对家人、对周围人的益处。

那么，怎样才能树立和保持良好的自感健康状态呢？

自感健康，要做到身宜多动而心宜平静。人们在业余时间里可以多散步、打太极拳、谈笑交友、吟诗、绘画、品茗、垂钓等，而内心力求做到"恬淡虚无，开阔宁静"。应当指出，我们提倡自感健康，并不意味着对身体存在的疾病或疾病隐患放松警惕。一旦身体有了毛病，应该及早去医院看病。特别是每年的体检，都要认真参加。

自感健康能延缓衰老，实现健康长寿，我们又何乐而不为呢？

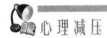 心理减压

唱走坏心情，唱出好情绪

唱歌与人的心理健康的关系密切。情绪低落，心情郁闷之时，可以通过唱歌来驱除心中郁积的不良情绪。

多听音乐，对于维护人的心理健康具有特殊的作用。其实，除了听音乐以外，自己唱歌也能起同样的效果。

俗话说："一唱解千愁。"尤其高声唱歌，是排除紧张、激动情绪的有效手段。电视剧《北京人在纽约》中的王起明面临破产的威胁，失败、失望一齐袭来之际，他边驾车边唱："太阳最红……"求的便是暂时的放松。所以南宋诗人陆游说："闲吟可是治愁药，一展吴笺万事忘。"

因此，当不满情绪积压在心中时，不妨自己唱唱歌。歌的旋律，词的激励，唱歌时有节律的呼吸与运动，都可以缓解紧张情绪。

经常唱歌的人大都会有好的心情。因为通过唱歌，唱出了胸中的秽气，改善了肺部呼吸功能，加快了血液循环，增强了胃肠蠕动，提高了机体功能，并能使大脑皮质处于中等兴奋状态，令身心健康处于最佳水平。

在德国，有一项对法兰克福大学 31 名业余歌手的研究表明，唱歌能刺激抗体的产生，保护上呼吸道系统免受感染。该研究的负责人说，歌唱、冥想与步行一样，对身体健康有积极影响。沙里泰大学医学院教授沃尔弗拉姆说，经常唱歌的人能改善他们的呼吸，增加他们的氧气供应量，刺激他们的循环系统，能将他们的身体调整到一种"平衡和充满活力的"状态。

现代人情绪不佳时，可以通过适度的歌唱来改善自己的心理状况。粗鲁者可以在大街上吼几句不成调的"妹妹你大胆地往前走"；细腻者回家关上门，扭开音响，哼几声"好人一生平安！"还有更好的去处是 KTV，唱一段"风雨中这点痛算什么，擦干泪、不用问、至少我们还有梦"，或点唱那首似乎参透人生的《潇洒走一回》。

当一个人演唱一首迷人动听的歌曲时，他会在不知不觉中进入自我陶醉的境界。歌中有情，歌中有景。唱歌时，歌唱者随着歌词中的喜怒哀乐心潮起伏，从而忘却了心中的烦恼，消除了孤独感和寂寞感，心情舒畅。

当然，唱歌也需要一定的技巧，如果盲目大声唱歌，会引起口干、喉咙沙哑等状况，有的还会头晕。所以，唱歌时要做到以下 3 点。

1. 在歌唱时要打开喉咙

当人们打哈欠的时候，口腔会自然放松地打开，口腔内空间会增大。打开喉咙就像是在打哈欠，把气息自如地送出来。

2. 要稳住呼吸

声音的形成是由气息运动和声带振动组成的，唱歌时要以气息作支持点，把呼吸稳住（从丹田穴位发出气）。

3. 要用好共鸣腔

人体的共鸣器官主要有胸腔、口腔和头腔。胸腔唱低音时作用最大；口腔唱中音时作用最大；头腔主要在高音时发挥作用。运用好这些共鸣腔体，发出的声音就会变得圆润而丰满。

每个人可以根据自己的身体情况，坚持 30 ~ 60 分钟的唱歌时间，这样既能消除疲劳、焕发精神，又能提高机体的免疫力！

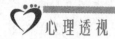 心理透视

点菜看性格

当你和朋友或同事到饭店用餐时，你点菜时一般是：

A. 先点好，再视情况而变动；

B. 请店员先说明菜的情况后再点菜；

C. 先说出自己想吃的那道菜；

D. 点和别人一样的菜；

E. 不管别人，只点自己喜欢吃的菜；

F. 犹犹豫豫，点菜慢吞吞的，拿不定主意。

解答（仅供参考）：

A. 你是个小心谨慎的人，在工作和与人交往中容易犹豫不决、优柔寡断。你给人的印象是软弱的，虽然想象力丰富，但太拘泥于细节，缺乏掌握全局的意识。

B. 你是个自尊心很强的人，讨厌别人对你颐指气使。在做任何事之前，你总是坚持自己的主张，追求不同凡响的效果。你做事积极，在待人接物方面，重视双方的面子。

C. 你为人不拘小节、性格直爽、胸襟开阔，即使是难以启齿的事也能轻而易举、若无其事地说出来。你虽然有时说话尖刻，但是也不会被人记恨。

D. 你有从众的心理，做事慎重，却往往忽视了自我的存在。你容易受他人的影响，对自己的想法没有自信，常常附和别人的意见。

E. 你是个乐观、不拘小节的人，做事果断，但正确与否却难以断定。看价格后迅速作出决定的人是理性的；选择自己想吃的人是享受型的；比较价格与内容再做决定的人，为人吝啬。

F. 做事一丝不苟，安全第一。但你的谨慎往往是因为过分考虑对方立场所致。你能够真诚地听取别人的劝说，但不应该忘掉自己的观点。

心理健康频道 14

人生小故事

永不挣脱的水牛——思维定式

故事阅读

有位画家去乡村写生时，看到有位老农把一头大水牛拴在一个小木桩上，就走上前，对老夫说："它会跑掉的。"老农呵呵一笑，语气十分肯定地说："它不会跑掉的，从来都是这样。"这位画家有些迷惑，忍不住又问："为什么会这样呢？这么一个小木桩，牛只要稍稍用点力，不就拔出来了吗？"

这时，老农靠近了他，压低声音(好像怕牛听见似的)："小伙子，我告诉你，当这头牛还是小牛的时候，就拴在这个木桩上了。刚开始，它不老实，有时撒野想从木桩上挣脱，但是那时它的力气小，折腾一阵子还在原地打转，见没法子了，它就蔫了。后来它长大了，却再也没有心思跟这个木桩斗了。有一次，我拿着草料来喂它，故意把草料放在它脖子伸不到的地方，我想它肯定会挣脱木桩去吃草的。可是它没有，它只是叫了两声，就站在原地望着草料。你说有意思吗？"

智慧点拨

原来，约束这头牛的并不是那个小小的木桩，而是它早已习惯了的思维定式。围着小木桩转，是它生命的一部分，不能离开小木桩就是它必须遵循的生活规则。

思维定式是心理学上的一个概念，是指人们在认识事物时，由一定的心理活动所形成的某种思维准备状态，影响或决定同类后继思维活动的趋势或形成的现象。大多数人总是不自觉地沿着以往熟悉的方向和路径进行思考，而不会另辟新路。所以，思维定式是创新思维的头脑枷锁。

精彩看板

以下是一组摆脱思维定式的训练题。它的真正意义在于促使我们探索事物的存在、运动、发展、联系的各种可能性，从而摆脱思维的单一性、僵硬性和习惯性，以免陷入某种固定不变的思维框架。

1. 广场上有一匹马，马头朝东站立着，后来又向左转了270度。请问，这时它的尾巴指向哪个方向？

2. 你能否把10枚硬币放在同样的3个玻璃杯中，并使每个杯子里的硬币都为奇数吗？

3. 天花板下悬挂两根相距5米的长绳，在旁边的桌子上有些小纸条和一把剪刀，你能站在两绳之间不动，伸开双臂、双手各提拉一根绳子吗？

4. 玻璃瓶里装着橘子水，瓶口塞着软木塞，既不准打碎瓶子，弄碎软木塞，又不准拔出软木塞，怎样才能喝到瓶子里的橘子水？

5. 钉子上挂着一只系在绳子上的玻璃杯，你能剪断绳子又不使杯子落地吗（剪时，手只能碰剪刀）？

6. 有 10 只玻璃杯排成一行，左边 5 只杯子里装有汽水，右边 5 只是空杯。现规定只能挪动两只杯子，使这排杯子变成实杯与空杯相互交替排列，如何移动两只杯子？

7. 有一棵树，树下有一头牛被一根 2 米长的绳子牢牢地拴住鼻子。牛的主人把饲料放在离树恰好 5 米之外就走开了，牛很快就将饲料吃了个精光。牛是怎么吃到饲料的？

8. 一只网球，使它滚一小段距离后完全停止，然后自动朝相反方向运动，既不允许将网球反弹回来，又不允许用任何东西打击它，更不允许用任何东西把球系住，该怎么做？

参考答案：

1. 向下。

2. 一个杯子里面放 1 个，另外两个杯子叠起来，里面放 9 个。

3. 既然是长绳，那么找个角度好了（没说都自然下垂）。

4. 把软木塞摁下去。

5. 拿一张桌子放在杯子下面（没说杯子悬空）。

6. 直接把两杯水倒进两只空杯子就可以了。

7. 牛直接走过去吃（没说牛拴在树上）。

8. 把网球放在斜坡上。

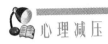 心理减压

哭泣不宜超过 15 分钟

一个人整天哭哭啼啼，会扰乱人体的生理功能，使呼吸、心跳都没有规律。有人在大哭之后，白天不思饮食，夜晚不能成眠，这是很伤身体的。

哭，会使人心中的压抑得到不同程度的发泄，从而减轻精神上的负担，对健康是有一定好处的。但哭泣也不能毫无节制，等到感觉心情随着哭泣而"阴转晴"后，就不要再号啕不止了，否则对身体反而有害。《红楼梦》中的林黛玉就是因为爱哭，使本来就羸弱多病的身体更加衰弱，以致过早地香消玉殒。

不少人大哭之后，吃不下饭，睡不着觉，神疲力乏。这就会导致人心情沮丧，进而影响工作和学习效率。而且，因为人的胃肠机能对情绪的反应极为敏感，忧愁悲伤和哭泣时间过长都会使胃运动减慢、胃液分泌减少、酸度下降，进而影响食欲，导致胃部疾病的发生，有的还会诱发麻疹。

悲伤之下，大哭之后，眼睛还会出现疼痛不适，视力也同时受到一定的影响，这种体会相信很多人都有过。如果过度哭泣，还可能诱发或加重其他眼病，严重者甚至可能导致失明。

有一年春节前夕，一辆满载旅客的汽车不幸坠入山涧，车中 20 余人有 10 人当场死亡。噩耗传来，其中一

位失去儿子的母亲悲痛欲绝。这位母亲早年丧夫，儿子是她全部的希望和寄托。从此，她整日以泪洗面，每当独处静思或看到别人一家团聚的幸福情景时，都会潜然泪下。起初，她偶尔会感到眼痛，但这种痛与失去亲人的哀痛相比，太微不足道了。

几个月以后，这位母亲突然发现，自己眼前的景物变得越来越模糊。更可怕的是，她的右眼居然只能看到眼前的光亮！最后到医院检查，医生告诉她这是慢性泪囊炎的并发症，也许只有角膜移植，才有可能让她的右眼重见光明。

真是"屋漏偏逢连夜雨，穿行又遇顶头风"！这位母亲意外失子后因为过度忧伤和悲痛，大大降低了身体的抗病能力，最终因为反复哭泣流泪而导致了慢性泪囊炎的并发症。

人生不可能欢乐常伴，遇到伤心或意外事情一味地靠悲伤哭泣并不能解决问题，只会雪上加霜。因此，心理学家主张哭泣不宜超过15分钟，要学会控制自己，做情感的主人。只有这样，才能有利于身心健康。

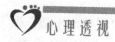 心理透视

拿杯子与你的欲望

如果你参加一场宴会，当服务生端着啤酒给你，而托盘里的杯子分别倒入不同分量的啤酒，你会选择哪一杯？

A. 全满   B. 正准备要倒入的空杯

C. 半杯   D. 七分满

解答（仅供参考）：

A. 你是一个非常贪婪的人，对金钱的欲望也极强，想把所有的好东西都尽收眼底，收入囊中。

B. 对金钱的欲望非常强烈，但是你却常常搞不清楚你到底有多少钱，所以你是一个很会赚钱的穷人。

C. 你是一个做事非常谨慎的人，所以对金钱的处理也同样谨慎，因此你是一个对金钱欲望不强的人。

D. 你是一个凡事都会留后路的人，自制力很强，不会轻易进行危险的金钱交易，所以你是一个对金钱欲望强烈，也善于支配的人。

抑郁症常被伪装

现代社会抑郁症患者明显增多，但抑郁症常被伪装。在临床上，抑郁症并不是容易被诊出，其原因主要有两点。①易与常见身体病症状相混淆，并受其掩盖。因为头痛、失眠、健忘、胃堵、胃胀等症状去神经内科、消化科就医的患者中，抑郁症患者占 5% ~ 6%，而这类患者多被误诊为神经衰弱、偏头痛、失眠症、更年期综合征、胃炎等。②易与日常生活中的情绪变化相混淆。现代社会紧张繁忙，人们往往无暇顾及自身以外的事情，因此会出现这种情况，你已经难于承受的痛苦，但在旁人眼里不过是情绪不高或一时想不开罢了。

心理健康频道 15

你是一个懂得感恩的人吗?

同事借给你的书被你不小心弄脏了,你会怎么处置?

A.赶紧去买一本一模一样的还给他,还书的时候拼命强调自己有多辛苦才买到这本书。

B.尽最大的力量把书弄干净,跟同事诚挚道歉。

C.相信同事不会怪你的,笑嘻嘻地把书还给他。

测试结果:

选择A:感恩到矫情

如果说你不是一个懂得感恩的人,你一定不会承认,因为你总是懂得怎样去报答别人。简单来说,就是"懂得做人"。当然,这是好事。尤其当你步入社会,你会感受到这点可以让你如鱼得水。但是,如果用一种虚浮的态度来面对别人,不仅让你自己受累,也会让别人觉得你有距离感并且感受到压力。感恩不是做出来的,而是发自内心的。

选择B:感恩"一根筋"

你的性格应该是比较"蛮"的，倔强让你常常伤痕累累。但是相对地，你的努力也会有所成果，虽然要比别人花去更多的力气。你是一个懂得感恩的人，然而就像你做其他事情一样，你总是选择一种最艰难但最能让你良心好过的方式去完成。如果对方感激你，你会觉得再怎么辛苦也是值得的；如果对方表现淡漠，那么你会觉得自己的付出没有回报而不开心。想提醒你的是，感恩也要懂得方式方法，并且要对自己的付出不后悔。

选择 C：不懂感恩

感恩对你来说丝毫没有概念，或许这跟你的生活环境有关，让你以自我为中心的气焰嚣张，让你觉得别人对你好都是理所应当的。或许，以你的活跃个性，你会有很多好朋友，但是不要因此以为你的朋友就会纵容你，一次两次可能还会原谅你，但次数多了，大家就会受不了你的骄傲个性。要知道，大家都是平等的，别人对你好，你要记在心里，要懂得"惜福"。

心理健康的判别标准

心理异常是大脑的结构或机能失调，或者人对客观现实反映的紊乱和歪曲，既反映为个人自我概念和某些能力的异常，也反映为社会人际关系和个人生活上的适应障碍。要清晰地判别正常心理和异常心理，不是一件容易的事情。目前最常用的区分标准主要有以下几种。

1. 自我评价标准。如果一个人自己认为自己有心理问题，这个人的心理当然不会完全正常，但一般不可能存在大问题。心理基本正常的人，完全可以察觉到自己现在的心理表现和别人的差别，这种自我评价在医学上叫自知力。

2. 心理测验标准。心理测验只有通过有代表性的取样、建立常模样本、检测信度和方法的标准化，才能形成测评量表。这样可以在一定程度上避免专家的主观看法。但是心理测验往往也会存在误差，目前并不能完全代替医生的诊断。

3. 病因病理学分类标准。这种标准最客观，是将心理问题当作身体疾病一样看待的医学标准。如果一个人身上表现的某种心理现象或行为可以找到相对应的病理解剖或病理生理变化的依据，则可认为此人有精神疾病，其心理表现则被视为疾病的症状，其产生原因则归结为脑功能失调。

4. 外部评价标准。人的心理活动总是表现在生活的各个方面，如果大家都认为某个人有问题，一般这个人就真有问题。即使旁边人没有看出来，专业人员也可以通过当事人的各种表现判断其是不是有问题。

5. 社会适应性标准。在正常情况下，人的生理心理处于平衡状态，能依照社会生活的需要去适应环境和改造环境。因此，正常人行为符合社会的准则，能根据社会要求和道德规范行事，即其行为符合社会常模，是适应性行为。如果器质的或功能的缺陷使得个体能力受损，使一个人不能按照社会认可的方式行事，致使其行为后果对本人或社会是不适应的，则认为此人有心理异常。

 ## 如果你寻找快乐，你就会找到快乐

快乐无处不在，无时不在。很多时候，你感觉不到快乐，并不是因为世上缺少快乐，而是因为你缺少一双发现快乐的眼睛。

试想，如果每天你都可以带着快乐心情起床，带着快乐心情出门；独处时保持快乐心情，与人相遇时向对方问好；工作、休闲时也保持快乐心情，这样快乐处处时时都在你身边，你能感觉不到它吗？快乐其实很简单，就在你的举手投足之间。多利用好自己的视、听、嗅、味、触五大感觉，去觉察身边的正能量，阳光灿烂的、积极向上的事物。

曾经有过这样一个调查：世界上谁最快乐？在上万个答案中，有四个答案十分精彩，它们分别是：吹着口哨欣赏自己刚刚完成的作品的艺术家；给婴儿洗澡的母亲；正在沙地里堆城堡的孩子；劳累了几个小时终于救治了一位患者的大夫。

这些快乐其实就在我们生活里。除了这些，应该还有许许多多的答案，口渴时的一杯水，酷热时的一阵风……只要你肯发现快乐，你就能拥有快乐。

心情是会写在脸上、身上的。心情愉快时，和人擦身而过，对方从你的脸上、走路姿态上都能感受到你的快乐。仿若春风拂过一样，他也会感染到一丝喜悦。

在上班途中，试试不再注视生活单调的行人，持月票的通勤者和那些方向盘后带着疲倦面容的人，而是把焦点放在那些蹦蹦跳跳带着午餐盒、挽着父母手的小孩身上，让他们将把欢乐传递给你。

在你心情特别好的日子里，向其他人微笑，看看他们是否也注意到你的微笑，并有所回应。通常一个微笑就会带来另一个微笑，微笑是尊重和肯定其他个体的积极方法。你可以用微笑增加脸上的神采，用自身的活力改变周围的气氛。注视人们的脸庞吧！一旦你把注意力集中于一个人时，就可以注意他外表之下的内心世界，并且可以走进他的内心深处，去发现他的人格特点。

也许现代人真的太缺乏快乐了，连汽车保险杠上的贴纸都要这么写着："要是你看到别人一丝笑容都没有，请你对他报以微笑。"

遇到挫折时，微笑是成功的起点；遇到烦恼时，微笑是思想上的解脱；心情舒畅时，微笑是愉悦的表现。当见到久别了的朋友，激动之情难于言表时，微笑便是表达感情的最好方式；当朋友陷于困境时，给他一个微笑，这是对他的最大鼓励；当人们互相之间产生误会时，给对方一个微笑，便是让误会烟消云散的最好方法；当自己遇到挫折时，微笑面对困难，能使自己重新树立生活的信心。困难没什么大不了，就怕自己不敢面对；挫折也无所谓，就怕自己没了信心；坎坷又如何，只怕自己还未曾尝试。生活中，艰难困苦，伤心忧郁在所难免，没有人能随便成功，用真心的笑容，去迎接雨后的彩虹。

生活从不缺少快乐，只要你认真地去寻找，你就会发现，生活中的每一处角落都充满着快乐。这就是心理学上讲的吸引力法则。你想什么，什么迟早会来到你身边。快乐与悲伤就在一念之差。

 ## 哭是一种最简单的宣泄方法

医学认为，哭泣不仅可以宽胸理气，使郁闷消除，而且还可以把压抑在体内的不快都发泄出来。在现实生活中，哭通常被认为是情感脆弱、意志不坚强的表现。其实这种观点是错误的，哭同样有益于人体健康。

英国著名诗人丁尼生曾在一首诗中记述了这样一件事：有一位战士不幸战死沙场，他的妻子被人带到了他的身旁。当妻子看到丈夫的尸体后，虽然悲痛欲绝，但她哭不出来，只是一直发呆。这时，有一位学者说："妇人必须哭出来，否则她也会死去。"于是大家都劝她心里难受就哭出来，遗憾的是她仍然没有办法哭出来。此时，一位聪明的妇女将战士的孩子带到这位妻子跟前。她哭了，说："我的孩子，我要为你而活着。"哭缓解了突如其来的打击对这位妻子所造成的高度紧张，缓解了其心血管和神经系统的压力，从而避免了不幸的后果。

人的情感有多种表达方式，其中哭是人们宣泄情感的主要方式之一，它是人不稳定情绪的激烈反应。当一个人遭受到重大不幸和挫折，如亲人病故或受到极大的委屈、陷入可怕的绝望和忧虑时，既不思食，又不能眠，如果能痛痛快快地大哭一场，让眼泪尽情地流出来，心情就会畅快些。

美国精神病学家曾对 331 名 18 ～ 75 岁的人进行过调查。结果表明，男性、女性在哭过以后心情都会变得轻松。还有一项由美国斯坦福大学进行的"抑郁症与哭泣行为的相关性研究"发现，有抑郁倾向的人比不抑郁的人更不容易掉眼泪。

因此，哭泣的确能够缓解紧张、焦虑的情绪，有益于身体健康。所以，在遭遇悲伤和难以承受的压力时，大家运用以下技巧，尝试让眼泪流下来，痛快哭上一会儿吧！

具体方法：选择一个安静、无人打扰的地方，舒服地坐下，把双手放在胸前锁骨的上方，呼吸只到手放的地方，出声地、急促地呼吸，倾听喘气声中的感觉，像婴儿一样哭泣。仔细听，感觉其间的悲伤，回想伤心的往事，允许自己自然流露情绪。

建议大家在胸闷眼花、太阳穴隐隐作痛的时候，做这个练习。给自己几分钟，"哭泣"一会儿，就会感到解脱和放松。

过度关注身体怎么办

疫情以来，更多人关注喉咙痒不痒、痛不痛、是否咳嗽，一旦喉咙痒咳就担心。担心发展到一定程度就变成现实（属于应激的躯体化反应），这个时候会拉肚子、胸闷、腰酸、颈肩僵硬、尿频。这些症状并不是病毒引起的，而是应激反应。也就是当人们处于焦虑状态时，就会杯弓蛇影，会出现许多像疑似病的一些症状，会出现各种生理反应，会让人非常惊恐。如何去化解呢？化解对策可以概括为 9 个字——说写练站，飞想唱笑哭。

具体做法：

说一说：倾诉出来，向朋友、家人打电话或发微信倾诉，不憋着。

写一写：写毛笔字，画画，写随想日记。

练一练：动起来，做做广播体操，跳跳现在流行的鬼步舞。

站一站：站太极桩，打八段锦。

飞一飞："小燕飞"，瑜伽，拉筋，中医讲"筋长一寸，命长十年"。

想一想：即正念冥想，是缓解情绪最快的方法，简单易做。找个安静的地方，坐着或躺着都行，闭上双眼，自然腹式呼吸。走神也好，乱想也罢，都没有对错。让脑子放空，空中生妙有；让心静一静，因静生慧。平时，我们的脑子杂念太多。你看中国字很有意思，念字是由"今"和"心"构成，可以理解为"今天的心"，把握此时此刻，活在当下，不因过去而后悔，不因未来而恐惧。

唱一唱：唱歌时，气是从丹田穴位发出的中气。这是我们祖国中医医学的精髓，调理好中气，做到正气内存，邪气不侵。

笑一笑：对着镜子，活动一下面部的表情肌，全世界的风景都从你的眼前走过，天塌下来有高山顶着。

哭一哭：也是缓解情绪的撒手锏，眼泪可以帮助我们排解不良情绪。

心理健康频道 16

人生小故事

生死边缘的徘徊——抑郁

故事阅读

王某出生在一个偏僻的小山村，父母均无文化。她自小勤奋好学，家中对她寄予的希望很大，她也想依靠自身的努力使父母生活得更好一些。因此，她自小就埋头苦读，从小学到高中，到大学，她学习成绩都很好。但由于一心读书，王某很少交朋友，根本没有什么知心伙伴，常常感到很孤单，很寂寞。尤其是参加工作后，她在机关上班，工资较低，仍旧无法接济父母，她心里经常自责。

另一方面，她很难与人相处，总是一人独来独往，尽管也很想与人交往，但又不敢，也不知道怎样去结交朋友。四年前经人介绍，她和某同事结婚，但两人感情基础不好，常为一些小事吵架。两年来，她经常有一种难以言表的苦闷与抑郁感，但又说不出什么原因，总是感到前途渺茫，一切都不顺心，老是想哭，却又哭不出来。即使遇到喜事，王某也毫无喜悦的心情。过去她很有兴趣去看电影、听音乐，但后来就感到索然无味。工作上也无法振作起来。她深知自己如此长期忧郁愁苦会伤害身体，但又苦于无法解脱，并逐渐导致睡眠不好，经常做噩梦，胃口也不好。有时她感到很悲观，甚至想一死了之，但对人生又有留恋，觉得死得不值得，始终下不了决心。

智慧点拨

抑郁让王某徘徊在生与死的边缘，久难抉择。王某的痛苦，每一个患抑郁症的人都有体验。

其实，抑郁是一种悲哀、沮丧、郁闷的情绪体验，是一种心理状态，主要表现为情绪低落、表情苦闷、行动迟缓，常感到力不从心、思维迟钝、联想缓慢，因而语言减少、语速缓慢、语音低沉，或是整日沉默不语。

在心理问题中，抑郁是最常见的，常被人们戏称为"心理感冒"。要知道，感冒也分为轻、中、重三种，对于轻的也要重视，因为预防大于治疗。如果用图画的颜色来表示抑郁，那就是低沉、灰暗的色调，是大雨前布满乌云的天空，是一首哀伤凄凉的歌，从心情烦闷、消沉、郁郁寡欢、心烦意乱、苦闷、忧伤到悲观、绝望，灰暗的色调逐渐加深。

精彩看板

抑郁是人类第一号心理杀手，我们要摆脱它的束缚。具体方法如下。

1. 为自己制定简单的任务。即使你自己觉得没有兴趣，缺乏动机，每天也要完成一些简单的任务，如打个电话或者写封信。虽然你可能觉得这样做很难，但是请把它看作是良好感觉的一个开端。

2. 把自己的活动写到日记中。每天结束后，把自己一天所做的事情记录下来。按照这些活动带给你的快乐程度把它们排列出来，并且有意识地计划做更多自己喜欢的事情。

3. 克服消极思想。把自己的消极思想记下来，如"我是个失败者"，或者"没有人喜欢我"。认识这些反常思想，并理智地克服它们。

4. 与他人交谈。信任自己的密友和家人，把自己的感受告诉他们，保持沟通。

5. 进行更多的运动。有意识地多做一些身体方面的锻炼，即使仅仅是散步或者是游泳之类的锻炼。在锻炼的过程中，体内会产生自然的抗抑郁激素。养花、种草和阅读一类的活动，也有助于分散你的消极思想。

6. 检验自己的目标。不要去想自己的生活应该往哪个方向走，应该考虑你是否在做自己真正想做或者是倾向于去做的事情。

 别让生命留下遗憾

我们改变不了环境，但可以改变自己。

因为年轻，所以会经历一些预想不到的事情，

没有人能够永远幸福、快乐地度过每一天。

让我们成熟的，是经历、是磨难、是历练；

让我们幸福的，是宽容、是关爱、是包容；

让我们心安的，是理解、是信任、是慈悲。

我们改变不了事实，但可以改变我们的态度。

不知道为何，有些东西就是无法改变，

我们曾经经历过的事情已变得风轻云淡。

我们曾经虚荣过、幻想过、奋斗过，

也许，是因为还没有找到真正的梦想，

也许，还在追求那永远不会有的完美。

我们改变不了过去，但可以改变现在和未来。

过去的就让它过去，活在当下憧憬未来更加美好。

人生如此短暂，有什么理由不去好好地珍惜呢？

有太多的事情要去做，

有很多的人等着你去爱。

我们坚信，前面的世界更精彩。

我们不能控制别人，但可以掌握自己。

我是我自己的，谁也没有掌控我命运的权利。

纵然会困难重重、伤痕累累，

但我不会犹豫、不会后悔。

当回首时，我可以指着那条有痛苦和泪水的路，

大声地，骄傲地说：看，这就是我自己走出来的路！

 ## 装笑：简单而有效的自救方法

假装有某种心情，模仿某种心情，往往能够获得这种心情。

美国有一家广告公司的部门经理工作一向很出色。他通常应付情绪低落的办法是回避见人，直到这种心情

消散为止。有一天，他突然感到心情很差，但因为这天他要在开会时与客户见面沟通，所以不能让自己的情绪低落，不能表现出萎靡不振的神情。于是，他在会议上尽量让自己笑容可掬、谈笑风生，装成心情愉快的样子。令他没想到的是，他的这种心情"装扮"带来了意想不到的结果——不知不觉中，他发现自己不再情绪低落了。因为生活就像一面镜子，你对它哭，它对你哭；你对它笑，它也对你笑。

美国一位心理学家指出，这位经理在无意中采用了心理学的一项重要规律：假装有某种心情，模仿某种心情，往往能获得这种心情。一位心理学家的最新实验表明，一个人老是想象自己进入了某种情境，并感受某种情绪时，这种情绪十之八九果真会到来。一个故意装作愤怒的实验者，由于"角色"行为的潜移默化影响，他真的会愤怒起来；同时，他的心率和体温也会上升。

心理研究的这个新发现可以帮助我们有效地摆脱坏心情，其办法就是"心临美境"。所以，对于不爱笑的情绪低落的人来说，装笑是一种简单而有效的自救方法。笑可以促使血液流通，帮助消化，促进体内循环的顺畅。另外，笑能使人精神愉悦。如果情绪低落时能够试着装笑、多笑，烦恼的情绪就会得到缓解。一笑解千愁，心情也会逐渐舒畅，病情也会得到好转。

装笑是一种运动，也许刚开始会觉得有点不自然，但熟能生巧，多假装几次，笑也就自然而然地流露出来了。

我曾接诊过一个患有抑郁症的女患者，我告诉她平时多笑一笑。这位女患者经常苦着脸地对我说，自己不开心怎么能笑得出来。于是我便要求她每天对着镜子装笑。见到她笑了就马上夸她笑得好看，要是见到她愁眉苦脸的，就说些趣事、笑话来逗她，直到逗得她咧嘴大笑。就这样，女患者笑的次数逐渐增多，也笑得越来越自然。慢慢地，她的情绪变得稳定，两个月就出院了。

人开心地笑 1 分钟，可以快乐 3 分钟。即使是装笑，也有利于健康。

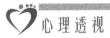

心理透视

强盗打劫

假设你是赶路的客商，路遇强盗打劫，刀子架在你的脖子上。眼看你就要人头落地，如果你想保命，会用怎样的方式求救呢？

A. 用威胁的方式恐吓对方——"如果你杀了我，你会后悔的！"

B. 用交易的方式来打动对方——"求您高抬贵手，如果放我一条生路，我会倾囊相赠！"

C. 用哀求的方式博取对方的同情——"我家上有老下有小，好汉饶命啊！"

你的潜质是什么？

生死存亡之际，你会用威胁战术，交易战术，还是用哀求战术呢？在生死攸关的瞬间，说的话和采取的行动能够体现出一个人拥有的真正潜质。由此，你可以知道你拥有什么样的才能和力量。

解答：

A.你明白自己拥有的能力，如果你对自己的能力没有自信，是不可能采取这种威胁对方会遭到报应，使对方屈服的战术的。事实上，你拥有挑战困难、摆脱逆境的强大力量。你能成为一个动员众人，给他们带来影响力的人，这就是你的潜质。

B.你是一个胸有成竹的人，拥有"只要做就一定可以成功"的积极乐观的自信，所以你才大胆地采用"这么做，对你也有好处"这种能勾起对方欲望和私心的交易战术。你不甘示弱，执意进取，无论在哪个领域，都想出类拔萃。通过在脑海里描绘自己的成功者形象来激励自己，你可以把这种想法变为事实，你能成为一个让人羡慕的人，这就是你的潜质。

C.你感情细腻，能够敏锐地感受到对方心情的变化，所以故意装可怜，引起对方的恻隐之心，来博取对方的同情。你可以从平常的事物或素材中，准确地挖掘出打动别人、安慰别人的情感要素。你细心的关怀和照料，可能成为感动众人的原动力。你能透过自己坚持不懈的努力来创造感动别人的东西，这就是你的潜质。

 心调节

让心情快乐的方法

1.保持健康，有健康的身体才有快乐的心情，适度的运动会使你身轻如燕，心情愉快。

2. 真诚地关怀你的亲人、朋友，爱你周围的人，并使他们快乐。

3. 用发自内心的微笑和人们打招呼，你将得到相同的回报。

4. 别对现实生活过于苛求，常存感激的心情，别把时间浪费在不必要的忧虑上。

5. 抓住瞬间的灵感，在生活中制造一些有趣的小插曲，制造新鲜感，让自己耳目一新。

6. 每天抽出一点时间，让自己静虑反思，使心灵宁静。

7. 送自己一份礼物，作为对自己努力生活的鼓励。

人生小故事

特殊的寻找者——完美主义

故事阅读

在远方的城市里，来了一个老人。这老人一看便知是来自远方的旅人，他背着一个破旧不堪的包袱，脸上布满了风霜，他的鞋子因为长期的行走，破了好几个洞。

老人饱经风霜的外貌与急切寻找的双眼组合成了一个极不统一的画面，吸引了所有人的目光。人们窃窃私语：这不是普通的旅人，他一定是一个特殊的寻找者。

但是，老人到底在寻找什么呢？

一些好奇的年轻人忍不住问他："您究竟在寻找什么呢？"

老人说："我像你们这个年纪的时候，就发誓要寻找到一个完美的女人，娶她为妻。于是我从自己的家乡开始寻找，一个城市又一个城市，一个村落又一个村落，但直到现在都没有找到一个完美的女人。"

"您找了多长时间呢？"一个年轻人问道。

"找了 60 多年了。"老人说。

"难道 60 多年来都没有找到完美的女人吗？会不会这个世界上根本就没有完美的女人呢？那您不是到死也找不到吗？"

"有的！这个世界上真的有完美的女人，我在 30 年前曾经找到过。"老人斩钉截铁地说。

"那么，您为什么不娶她为妻呢？"

"在 30 年前的一个清晨，我真的遇到了一个完美的女人。她的身上散发着非凡的光彩，就好像仙女下凡一般。她温柔而善解人意，她细腻而体贴，她善良而纯净，她天真而庄严，她……"

老人边说边陷进深深的回忆里。

年轻人更着急了："那么，您为何不娶她为妻呢？"

老人忧伤地流下眼泪，说："我立刻就向她求婚了，但是她不肯嫁给我。"

"为什么？为什么？"

"因为，她也在寻找这个世界上最完美的男人！"

智慧点拨

生活中，很多人和故事中的主人公一样，追求完美的伴侣、工作、生活……追求完美并不是缺点，只不过期待和现实难免有落差。一般人可能会退而求其次，或者修正自己的期望。完美主义者则缺乏这样的弹性，他们不是落入"明知不可为而为之"的困境，就是逃避现实，独自躲在梦想的框里。

精彩看板

过度追求完美无疑是自寻烦恼，有多少执着，就有多少痛苦，所以我们要尽快摆脱这种心理的困扰。这就需要我们：

1. 正确评估自己的潜能

对自己既不要估得太高，也不必过于自卑。有一分光发一分热。你如果事事要求完美，这种心理本身就成为你做事的障碍。不要用自己的短处与别人的长处相比，而是要在自己长处上培养起自尊、自豪和工作的兴趣，即扬长避短。

2. 重新认识"失败"和"瑕疵"

一次乃至多次的失败并不能说明一个人价值的大小。仔细想一下，如果从不经历失败，我们能真正认识生活的真谛吗？我们也许一无所知，沾沾自喜于愚蠢的无知中。因为成功仅仅只能坚定期望的信念，而失败则给了我们独一无二的宝贵经验。

人只有经受了失败的考验才能达到成功的巅峰，亡羊补牢，为时未晚。更不必为了一件事未做到尽善尽美而自怨自艾。没有"瑕疵"的事物是不存在的，盲目地追求一个虚幻的境界只能是劳而无功。我们不妨问一问："我们真的能做到尽善尽美吗？"既然不能，我们就应该尽快放弃这种想法。

3. 为自己确定一个短期的目标

目标切合实际会为你提供一个新的起点，能使你循序渐进地摘取事业上的桂冠。同时，你的生活也会因此而丰富起来，变得富有色彩、充满人情味。

笑是人类生来就有的情绪药

俗话说："笑一笑，十年少。""笑口常开，青春常在。"可见笑对身心健康的重要性。笑是一种释放，笑本身就是心情轻松的表现。它能驱散忧虑、压抑的消极情绪，使人变得快乐。英国哲学家斯宾塞说："生命的潮汐因快乐而升，因痛苦而降。"笑是人的情绪状态最佳的反映，笑能使人产生信心和力量。因此，请大家经常把笑容留在脸上，把笑作为自己终身的心理伴侣吧！

笑是舒畅身心最有效的方法

每大笑 1 分钟相当于运动了 45 分钟，而且消耗的热量比不笑时多 20%。这样不仅可以改善心境，还能增加肺活量，促进血液循环，实现强身健体的目的。

笑是舒畅身心最有效的方法，每天大笑几次，则身爽气舒，心旷神怡。马克思说，一份愉快的心情胜过十剂良药。有人曾编了一首《开笑散》："一笑烦恼跑；二笑怒气消；三笑窘事了；四笑病魔逃；五笑春常在；六笑乐逍遥。时常开口笑，寿比彭祖高。"笑能保持和营造一种乐观向上的好心境，能保持内脏功能平衡、协调，解除紧张情绪，给人以舒适感，使人显得神采飞扬。

现代社会，工作与生活节奏越来越快，压力也越来越大，这使很多人每天都处于紧张和烦恼之中。一个人若长时间处在紧张和烦恼之中，人体的机能就会失调，导致内脏的功能紊乱而生病。所以，我们每一个人都应该学会督促或约束自己朝着有益健康的方向努力。只要具有克制、宽容、豁达、乐观的胸怀，就能转移不愉快的情绪。要做到这点，最简便而有效的方法就是多笑、找笑，让笑充满生活。伟大的作家高尔基就说："只有爱笑的人，生活才能过得更美好。"

那么，在工作与生活中，我们该如何让自己笑起来，使烦恼和痛苦在笑声中不翼而飞呢？

首先，我们可以多看一些幽默小品、漫画书刊，有计划地观看滑稽可笑的电影、电视、马戏表演、喜剧艺术，有目的地聆听相声、小品、故事、评弹等。摘抄或剪辑一些笑料故事，也能给自己增添乐趣。

其次，要多和爱笑的人在一起。欢乐是能够共享的，笑是能够传染的。和一个乐观、幽默、爱笑的人待在一起，就会被他的情绪所感染，也会变得轻松和愉快。

另外，成年人还可以多与天真的孩子相处。儿童的天真无邪、顽皮活泼，会使大人感到人的天性之美，从而让人不由自主地发出会心的微笑。

总的来说，笑可使少年儿童天真活泼，身心健康；可使中青年朝气蓬勃，身强力壮；可使老年人精神愉快，老当益壮。笑会带来人生的奇迹，笑会帮助人们战胜痛苦，摆脱烦恼。愿大家像弥勒佛一样笑口常开，让生命洒满欢乐的阳光。

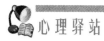 心理驿站

四种方法给心灵疗伤

心理专家给出四种方法，为心灵疗伤。

● 定期的心理体检。定期的心理体检，可以筛查出一些亚健康状态的人，早期干预、早期治疗，有助于防止自杀事件的发生。

● 拨打心理干预热线。在出现心理问题的时候，专业的心理咨询师可以进行心理干预。

● 适时心理宣泄。心理宣泄可以减轻心理压力。心理宣泄的方法有很多，比如：到空旷的地方大喊，把自己不愉快的心情通过呼喊的方式传递出去；和朋友聊天，通过语言的倾诉处理掉心理垃圾；给自己的心情放个假，出去旅旅游、散散心；甚至可以到专门的心理咨询室，在医生的指导下充分宣泄。

● 选择放松方式。分散注意力,寻找工作以外的乐趣，也是排解压力的方式。工作之余打打球、跑跑步，出身大汗后，压力也仿佛随之消解。除此之外，看电视、听音乐等，也是大家常用的排解压力的方式。

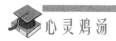 心灵鸡汤

因为有了你——精神

其实,你是一种物质,一种比钢铁还硬千百倍的物质。

我们的生命，除了血肉和骨骼之外，便由你构成，像糖汁浸在甘蔗里，沉浸在我们的血液中……

正是由于你无所不在地存在，才使我们的脊梁坚挺笔直，膝盖决不随便弯曲，头颅也绝不卑屈地低下！

因为有了你的存在，我们才坦坦荡荡、从从容容、利利落落、踏踏实实。

因为有了你的存在，我们才顾全大局，无私奉献，百般敬业，履行职责，带头挑重担，打头阵，带头创造性地做好各项工作。

因为有了你的存在，我们才敢战烈火、斗洪流；才有了时代最强音：不怕困难、顽强拼搏、万众一心、众志成城……

正是由于你无所不在地存在，才使我们能够"自重、自省、自警、自励"。

因为有了你的存在，才造就了诸如"三十五度边疆岁月，二十二载荒漠找水"的李国安，"为西藏人民解决困难和痛苦"不惜献出生命的孔繁森……

有时，我们的生命可能在某种意外的情况下，或失去殷红的鲜血，或失去一只眼睛、半条腿，甚至失去青春……

但我们绝不失去你，因为你是人类灵魂的核心！

只要有你存在，我们灿烂的人生就永远不会黯然失色，因为你比钢铁坚硬千百倍。

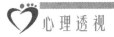

心理透视

你也可以解梦

梦是一种奇异的现象，而做梦的经验也是人所共有的。梦在心理学上的解释：梦是睡眠中，在某一阶段的意识状态下所产生的一种自发性的心理活动。在此心理活动中，个体身心变化的整个历程，称为做梦。你做过这样的梦吗？

A. 沿着围墙散步；　　　　B. 化妆；

C. 与人交谈；　　　　　　D. 千奇百怪的衣服；

E. 检票口；　　　　　　　F. 污水；

G. 错过了班次；　　　　　H. 飞翔。

解答（仅供参考）：

A. 梦见围墙，表示你有心结，正为某事拿不定主意。沿着围墙散步，意味着困惑更多。在围墙边寻找出口，表示你正设法清除心理障碍。

B. 装扮自己，反映的是隐藏自我的心情。如果为了见故乡来探望你的母亲而梳妆打扮，表示有不愿意让故乡亲人知道的事。相反，脂粉未施外出而觉得羞于见人，表示自己有无法隐藏的缺点。

C. 梦中与人交谈，表示思考的过程。与人意见分歧，表示尚未理清思绪，对事情深感烦恼，要在某两个事物中选择其一，却迟迟无法决定。反之，与谈话对象取得共识的梦境，表示对自己想法的确认。

D. 穿不同服装表现不同的心理状态。平时不穿黑衣的人，在梦中以黑衣姿态出现，表示你对生活缺乏信心，正期待走出低谷。梦里上衣与裤子颜色不协调，暗示你心中对立而冲突的情感；要求穿正装的场合，你却只穿便服，表示你在目前所处的环境中，想掩饰真实的自我。

E. 梦见检票口、入口处等地，均意味着你感到自己在社会、道德的监视之下的重重压力。在接近检票口前找不到车票，或因未买到去目的地的车票而心惊肉跳，表示你的社会经验不成熟，导致对自己毫无自信。

F. 梦见污水，表示你对曾经发生过的事非常懊恼，并对此抱有悲观的态度。如果用污水洗衣，无论如何也不能洗干净，代表着你极力挽回过去，但又没有足够的信心弥补。

G. 在梦中，一般你会因迟到而错过了班次，表示你对能否把握现时的机会没有足够的自信。

H. 梦见飞翔，表示想从生活压力中获得释放，或想靠自己的实力克服困难。浮游低空中，有双脚不能着地的不安感，表示你对不能施展自己的能力感到焦虑，同时说明缺乏自信。

心理健康频道 18

 人生小故事

突来的困惑——忧郁症

故事阅读

张医生开了一家心理诊所。一天，他接待了这样一个患者：齐某，男，35岁，是某重点中学的物理老师。齐某告诉张医生，他此前没有心理疾病历史，工作能力很强，任教十年，是一位优秀的骨干教师。一年前，突然出现睡眠不佳的状况：早上醒得非常早，晚上又很难入睡，而且每晚只能睡三四个小时。白天经常感到精力不足，疲乏无力。他曾到综合性医院做过各种检查，并无阳性病变。之后又被医生怀疑患神经衰弱，转到精神科诊治，服用地西泮（安定）和较大剂量奋乃静，不仅效果不明显，而且出现药物不良反应。

智慧点拨

故事中的齐某患的是忧郁症。

忧郁症，是患者抑郁发作时有忧郁特征的一类重型抑郁症，是一种涉及生理、心理、情绪和思想的疾病。

忧郁症的症状包括：感到悲伤和空虚，对各种活动提不起兴趣，感觉没有价值或有罪恶感，没有食欲，体重减轻，失眠或嗜睡，容易疲劳，无法集中注意力，有自杀的念头。

精彩看板

忧郁症不仅影响正常的生活，也会影响人与人之间的感情和对事情的看法，所以我们可以采取"自我及时强化法"摆脱它。"自我及时强化法"的具体步骤如下。

第一，坚持正常活动。有的患者本来可以正常上班，可以正常做家务，却不去上班，甚至连家务都不做，这是很有害的。越这样，越会感到自己没用。实际上，患者有能力完成工作任务，有能力搞好家务。只要该干的坚持干，自己的情绪就不会日益低落。

第二，定计划留有余地。每天晚上睡觉以前，考虑一下明天干什么。计划不能定得太高，也不要太低，应充分留有余地，这样才可以顺利地完成计划。

第三，及时肯定自己。每天晚上睡觉以前，要充分肯定自己每天的成绩和进步，不想消极的东西。能写日记最好，把好的体验、进步、成绩记到日记上。天天都这样记日记，会觉得生活越来越有意思。

第四，不向亲友谈消极的东西，亲友也不听患者的消极言谈。这并不是不同情患者，主要是亲友听患者谈消极的东西，会强化他们谈消极东西的欲望。

心情抑郁者吃什么

长期素食、久忌荤腥而造成蛋白质缺乏的人，常常会出现忧郁焦虑、情绪低落；脂肪摄入过量也容易使人烦躁、忧郁和疲劳。

我们面对的世界是复杂的，我们的情绪也是复杂的。坏情绪这种现代病一不小心就能毁了一个原本充满活力的生命，这并不是危言耸听。

现代生活节奏的加快、压力的增大、环境的恶化、自然灾害及交通事故的频发，这些都是人们经常面对的精神刺激。这说明失意几乎不可避免，抑郁情绪随时都会发生。短时间轻度抑郁会使人的内脏神经和内分泌功能发生一定程度的紊乱，造成人体生理损害；长期的抑郁情绪会使人体免疫功能总是处于低下水平，会诱发许多身体疾病，如心脏病、高血压、偏头疼、胃溃疡、糖尿病等，最严重的是患癌症的可能性明显增加。另外，抑郁情绪也使这些疾病的治疗难度加大，病死率增加。

抑郁症的产生不仅与人的心理、生理素质有关，而且与人们的生活、工作、环境，以及不良刺激等，均有密切关系。饮食失调也是其中原因之一。因此，心情抑郁的人想要改变自己的坏情绪，还可以从调节饮食入手。

1. 含锌的食物

锌参与人体多种酶的生理活动，对蛋白质、核酸的合成，以及生殖腺等都有极为重要的影响。缺锌的人容易抑郁，情绪不稳定。食物中含锌量最高的是牡蛎。此外，动物肝脏、花生、鱼、蛋、奶等食物中也含有丰富的锌。

2. 含硒的食物

含硒的食物同样可以治疗精神抑郁问题。心理学家发现人在吃过含有硒的食物后，普遍感觉精神好，思维更为协调。含硒丰富的食物有干果、鸡肉、海鲜、谷类等。

3. 含镁的食物

对于那些经常唉声叹气的人，可以多选择富含镁的食物，如紫菜、荞麦、小米、黄豆、花生、核桃等。因为镁具有许多特殊功能，能激活人体内多种酶，抑制神经兴奋，平衡人的焦躁情绪，使人变得心情愉快。

抑郁虽会影响人们的心情，但是饮食能帮助人们找回快乐的心情。在享受美食的同时，同样也享受一份难得的快乐心情。

 人生小故事

在不幸中心存期盼，而不是心存绝望

遭遇不幸时，心中满怀希望和只剩绝望，所导致的结果一定截然不同。当我们给自己的未来一个美好的期盼，并且用这种期盼来鼓舞和激励自己时，我们就会变得积极且充满力量。当我们只剩绝望，那么一切都将朝糟糕的方向发展。

有一位名人说过："困苦人的日子都是愁苦，心中欢畅的，则常享丰筵。"不论遭遇了多大的不幸，只要心存希望，那你的梦想就会一天天向你靠拢。如果你的双眼看到的只是昏暗的未来，那么等待你的，它只会是一个悲惨的结局。

调车员尼克和往常一样，钻进一辆冰柜车里进行检查。他工作一向认真负责，做什么事都一丝不苟。那天也是，大家都下班了，有人喊尼克快点走，他们要去给老板庆祝生日。尼克答应着，不过他还有点活儿没处理完，于是他继续留在冰柜车里。

等尼克完成所有的工作时，已经有点晚了。他赶紧收拾东西准备离开，他可不想错过老板的生日。尼克拿着背包走到车门那里，用手推推车门，门没有像往常那样应声打开。尼克有点紧张：怎么了？他又用力地推了推车门，然后他的脸色渐渐发白，他发现车门被人从外面锁上了。

尼克拼命地敲打、喊叫，可是所有人都去参加生日宴会了。最后，他的手敲得又红又肿，喉咙也沙哑了，也没有人来救他。尼克绝望了，他已经没有别的选择了。他用发抖的手，找出包里的纸和笔，写下了遗书。在遗书里，他详细地记述了自己的遭遇。最后他写道："我知道在这么冷的冰柜里，我肯定会被冻死的。但是，请不要责怪那个把我锁在这里的人。我相信，他不是故意的。"善良的尼克就这样死在了冰柜车里。

第二天同事们来上班，有人打开冰柜，发现了尼克的尸体。大家都吓了一跳，他们十分伤心，看了尼克的遗书才知道是怎么回事。然而，大家还是不能理解，因为那台冰柜车由于还有些故障没有排除，所以并没有启动制冷系统。换句话说，冰柜车里面跟外面的温度是一样的，而尼克也不可能缺氧。

那是谁害死了尼克？带着巨大的疑问，公司和家人请法医对尼克的尸体进行了解剖。尸检报告显示，没有谋杀或急病猝死的迹象。最后专家判定，是潜藏在尼克心中的绝望导致了他的死亡。

心理学上有种说法叫消极暗示效应，就是悲观的人往往会对现状感到伤心绝望，严重时可能导致死亡。尼克就是被"我一定会被冻死"的心理暗示害死的。与之相反的是积极的心理暗示，就是坚信自己一定能行。所以不管做什么事，都应该多点积极的心理暗示。

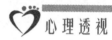

从熬夜习惯测性格

过两天，你就要参加升职面试了。今夜，你决定熬夜看书。然而睡魔不断骚扰，这时候你会如何克服强烈的睡意呢？

A.先小睡一会儿，醒来再继续看书

B.放音乐听，边听、边唱、边看书

C.吃泡面、吃零食

解答（仅供参考）：

A.你是个极端的人，不是举手投降，就是加足马力奋斗到底。然而，拥有乐观和自信的性格已是成功的开始。

B.对于世间的一切事物，你习惯以乐观、单纯的心态来面对。但在复杂的社会生活里，人际关系往往令你最为烦恼。

C. 你适应环境的能力很强，有高人一等的判断力，相信你在工作上能有不错的表现。

 心激励

自信为我当啦啦队

一天，一个搬运工拉着一车沉重的钢管来到一个陡坡下，不禁望而却步。他感到靠他一个人是不可能拉上去的，得有人帮一把才行。正在此时，一个热心人走过来说："我来帮你！"说着便卷起袖子，摆开一副推车的架势。见有人帮忙，搬运工信心倍增，便努力拉车。热心人在后面不住地喊着"加油！加油！"这样车子拉上来了，搬运工向热心人表示感谢，热心人却说："不要感谢我，要感谢你自己。因为我的手患有严重的关节炎，根本用不上力，我不过是在旁边喊喊加油而已。能把车子拉上来，全靠你自己。"

可见，很多人之所以未能取得成功，往往不是自己的能力不济，而是因为信心不足。一个充满自信的人，会有战胜困难的无穷力量。

自信的对立面是自卑。人生的道路不可能一帆风顺。前进路上遇到的困难、挫折或预想的目标一时未能达到，都会使一些人产生自卑心理，自怨自艾，严重影响工作与学习，甚至走进自暴自弃的死胡同。心理学认为，自卑是一种过多地自我否定而产生的自惭形秽的情绪体验。自卑心理是压抑自我的沉重精神枷锁。它消磨人的意志，淡化人的追求，使人的锐气钝化，畏缩不前。自卑从自我怀疑、自我否定开始，以自我埋没、自我消沉告终，使人陷入悲观的深渊不能自拔，害莫大焉！美国作家爱默生说："自信是成功的第一秘诀。"自信就是自己信得过自己，自己看得起自己。人们常常把自信比作启动聪明才智的马达。确立自信心，就要正确地评价自己，发现自己的长处，肯定自己的能力。如果我们能客观地评估自己，在认识缺点和短处的基础上，找出自己的优势和长处，并以己之长比人之短，就能激发自信心。自己给自己鼓掌，自己给自己加油，自己给自己当啦啦队，自己给自己发奖状，便能撞击出生命的火花，便能培养出像阿基米德"给我一个支点，我将撬起地球"的那种豪迈与自信来！

心理健康频道 19

生病时更要保持心理健康

我们常说，身体是革命的本钱。其实，健康的身体不仅是干工作必不可少的重要基础，也是快乐享受幸福生活的重要保证。任何人都不愿生病，都希望"有啥别有病"。然而现实生活中，我们可以通过保健减少疾病，却无法完全避免疾病。一旦生病后，一方面必须积极进行治疗，更重要的一方面就是应当努力保持心理健康。

生理健康与心理健康，相互之间有一定的联系和影响，但彼此又有区别，是两个不同的概念。前者发生和存在于生理器官，后者主要取决于精神因素。前者需要物质医疗，后者依靠思想调节。

俄国的巴甫洛夫曾指出："一切顽固的忧愁和焦虑，足以为疾病大开方便之门。"也就是说，人的健康与疾病，既受自然界生物学规律的影响，同时也受心理学和社会学规律的影响。现代研究的大量资料表明，人体的生理、生活改变固然能影响人的心理活动，同样，人的心理活动变化也能影响人体的生理、心理的变化。受心理、社会因素影响较大而形成的身体疾病，即心身疾病，它的发生过程是：外来刺激—心理波动—功能障碍—脏器病变。可见，适当的心理调适对人体健康大有益处。所以身体生病的时候，心理仍然要保持健康状态，这样有利于身体的康复。

首先，要正确认识身体生病的原因。任何人身体生病，总是有着一定原因。无论是什么病因，我们都必须正确认识，要破除迷信，相信科学，尊重科学。看看饮食起居是否合理，运动锻炼是否得当等。即使发生了"人祸"，也要遵循科学规律来分析查找原因。如果信神信鬼，胡思乱想，既不利于康复治疗，还会套上精神枷锁，带来心理负担，加重病情。

其次，要树立与疾病抗争的信心。人在生活中，任何时候都需要健康的心理，乐观向上的情绪比其他任何东西都重要。不能否认，生病是痛苦的，面对疾病的折磨，是每天因疾病缠身而抱怨、苦闷，还是直面生活，寻找精神的家园，找到好好活着的支点，这是强者与弱者的分水岭，也是征服疾病还是被疾病征服的分界线。只要树立勇敢的精神，培养顽强的意志，与疾病抗争，就有可能战胜疾病。近年来，大量"抗癌明星"的出现就证明了这一点。

我们常常能听到、看到或自身感受到精神力量的巨大，良好的情绪甚至能产生奇迹。首先，好情绪能够替代使人饱受压力影响的坏情绪；其次，好情绪会令脑垂体受到影响，使内分泌达到最佳平衡状态。愉快而宁静的情绪不仅能使人的大脑及整个神经系统处于良好的活动状态，保持体内各脏器组织系统的功能正常，心理活动协调一致，还能增强人对疾病的抵抗能力和康复能力。当我们不自觉地说"感觉好极了"时，说明此时自己没有身体上、精神上的不适，这时身体的内分泌达到最佳状态。由此可见，不但平时应保持良好的情绪，即使生病时，健康的心理对病情的缓解和改善也大有益处。

 人生小故事

刹那间的灵感——潜意识的自我完善

故事阅读

古希腊时，阿基米德奉国王之命，鉴定工匠制作的金王冠是否掺有白银。但当时并没有行之有效的方法，他为此日思夜想，也没有想出好的办法。

有一天，他在家里洗澡，当他跳进浴盆时，有许多水溢了出来。这时他一下子醒悟到：当容器装满了水，再把物体放进去，那么溢出的水的体积，和这个物体的体积是相等的。由此他联想到，比金子轻的白银如果要达到同样重量，它的体积必然超过金子。

于是，他想出了解决问题的办法。他把与原先国王交给工匠的相同重量的金子和那顶金王冠，分别放在注满水的容器中，然后比较它们分别排出的水的容量，就知道答案了。这也是物理学上著名的"阿基米德定律"的来源。

智慧点拨

阿基米德苦思冥想没有找到答案，却在洗澡时偶然得到了答案，这是灵感的迸发，而灵感来自潜意识的自我完善。遇到不能解决的问题时，即使不去想它，但潜意识还是在不断对我们的知识结构进行整合、更新。当整合接近解决问题时，在某个点上，就会被突然触发，产生灵感。

精彩看板

人的身体是一个很神奇的机器，拥有我们无法预知的潜力。许多情况下，我们需要给自己一点意外的和足够的刺激，有益的暗示，让自己的潜能从休眠状态下苏醒，就能发挥无穷的力量，赢得成功。

此外，我们要把自己放在多种不同的环境里，最好是到逆境中去，努力让自己适应多方面的变化，从而发掘自己的潜力。

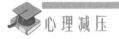

心理减压

食物也能拯救你的情绪

你是否经常为了一点小事而发脾气？为了一点芝麻小事而泪如雨下，等事情过去以后又嘲笑自己，后悔不已？有时候心情不好，并不是遇到了什么事，可能只是体内缺少某种物质。如果是这样，很多食品有影响情绪的作用，食品中富含大脑所需的特殊营养成分，它们可以使你保持思维敏捷，情绪稳定。虽然这些食品并不能马上使你处于最佳精神状态，但它们的确有助于改善你的情绪。

人的喜怒哀乐与饮食有着密切的关系。有的食物能够使人快乐、安定，有的食物则使人焦虑、愤怒、悲伤、不满、恐惧、狂躁。

当心情不好的时候，吃是一种安慰。吃东西不仅能够解除饥饿感，补充营养，还能对人的情绪起到一定的影响。

食物为什么会影响我们的心情？这是因为，我们大脑中的神经传导物质将各种信息传递到身体的各个部位。目前已经确认的这种传导物质有 100 种以上，其中影响情绪的有肾上腺素、多巴胺、血清素和内啡肽。肾上腺素、内啡肽是传递"幸福"的化学元素；多巴胺也有改善情绪的作用；血清素影响人的满足感，如果血清素含量不足，人就会感到疲倦、情绪低落。

如果你没有理由地感受不到幸福和满足，食物的确能够帮上忙，因为食物能够提高这些支配愉悦感的神经传导物质的浓度。

但有些食物如果控制不好摄入量，会带来负面情绪。要想获得好心情，下面这些食物我们一定要少吃。

1. 油腻、煎炸等油脂食品

这些食物因脂肪含量比较高，会加重消化器官的负担，使我们容易感到疲劳。我们可以选择低脂肪的橄榄油，多吃豆类、蔬菜及鱼肉等。

2. 高蛋白食物

这些食物包括海鲜、各种肉类及蛋制品，它们所含的磷脂都很高，属于酸性食物，吃得太多，也会引起饮食失衡继而容易感到疲劳。

3. 高糖分食物

如精致糕点、糖果、巧克力等，虽然可以在数分钟内发挥一定的镇静作用，但因为含糖食物会快速地被肠胃吸收，造成血糖急剧上升又下降，反而影响人的精力及情绪的平稳。

4. 高盐分食物

它们容易造成人的精神萎靡不振，水分过度堆积在体内无法排除，整个人会觉得身体无力。

5. 含咖啡因饮料

咖啡、茶和可乐饮料都含有咖啡因。咖啡因会促进人体肾上腺素的分泌，引起心脏的暂时兴奋。如果长期依赖咖啡因提神，反而容易导致焦虑与失眠等副作用。

凡事过犹不及，吃东西也一样。我们只要掌握好摄入的食物的种类和数量，就会赶走坏情绪，迎来好心情。

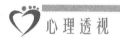 心理透视

基本性格倾向

俗话说："不到长城非好汉。"当你来到长城游览时，想要拍照留念，你会如何拍摄呢？

A. 只拍上半身；

B. 和好朋友一起拍团体照；

C. 在长城上拍全身照；

D. 在山海关城下拍个人照，但尽量把自己拍得不那么显眼；

E. 只拍长城内外的风景，不拍自己。

解答（仅供参考）：

A. 善于表现自我的行动派

你非常有自信，特别喜欢在别人面前表现自己。你能够成为一个团体或团队的领导者，把大家凝聚在一起。同时你也很善于表扬他人，能够激发起人们的自豪感和干劲。美中不足的是，不管大事、小事，一旦争不了第一，你就无法安心。

B. 重视人际关系的和谐派

你无论做什么都会真诚投入，能够顾及事情的各个方面。你在上司、前辈等面前表现得十分有礼貌，在同伴中也很受欢迎，性格幽默诙谐。你会为了大家主动去承担别人不太愿意做的基础性工作，有勇于付出的一面；但有时也会表里不一，看人脸色办事。

C. 积极进取的开拓派

你理想远大，做事态度认真，在工作、学习上比谁都用心，对自己严格要求，无论做什么事都很拼命。你性格中有坚韧的一面，想做的事情不管花多长时间，都会进行到底。此外，和别人交往时你会一视同仁，但对他人比较挑剔，易发牢骚。

D. 感情丰富的个性派

你想象力丰富，是一个崇尚个性的浪漫主义者，具有细腻的审美意识和丰富的感情。你会和深陷于烦恼和痛苦中的人做知心朋友，会成为感情脆弱的人的贴心人。另外，你喜欢美的事物，品味不凡。但情绪不够稳定，做事不够理智。

E. 远离大众的独行客

你不善交际，喜欢孤独，比较喜欢和诸如机械、电脑、动物等打交道。你有很强的观察力，能够客观地看待事物，想问题比较深入。你不会先入为主地看待别人，也不会抱有什么成见，更不会被流言所左右。不过你很敏感，不善于和人打交道会让你看上去有点冷漠。

心处方

巧妙泄怒

当愤怒时，如何把火气压下去？

● 及时暂停。冷静下来，及时暂停，沉默一两分钟。这是一个可以训练的能力，平时多重复几次，到了关键时刻就能让自己镇定下来。

● 换位思考。在人与人沟通过程中，心理因素起着重要作用，人们都认为自己是对的。如果双方在意见交流时，能够交换角色设身处地想一想他人，就能避免双方大动肝火。

● 转移注意力。一心无二用。从心理学上讲，一个人的注意力不能同时集中在两件事物上。当你受到会使你发怒的刺激时，你可以主动地接受另一种刺激。

● 制怒。给自己找一个泄怒的出口。

①大声呼喊，把愤怒喊出体外。找一个地方，大声叫喊、哭号，甚至咒骂也未尝不可。

②用力撕扯，撕扯时得找一个不影响别人的地方。

③默默数数，把愤怒"静"化掉。这其实也是注意力转移的方式之一，当你专心从 1 数到 100 时，怒气也会渐渐消退。

④深深呼吸，把愤怒转移出去。当愤怒上来时，请做几次深呼吸，或者听听舒缓的音乐。

⑤锻炼身体，把愤怒挥洒出去。运动有助于增加体内的内啡肽，内啡肽是一种有助于大脑感觉舒适的激素。

⑥奋笔疾书，把愤怒写在日记里。

心理健康频道 20

人生小故事

士兵的反常行为——应激反应

故事阅读

有一次，拿破仑骑着马正穿越一片树林，忽然听到一阵呼救声。他扬鞭策马，来到湖边，看见一个士兵正在湖里拼命挣扎，并向深水中漂去。岸边的几个士兵乱成一团，因为大家水性不好，都不知该怎么办。

拿破仑问旁边的那几个士兵："他会游泳吗？""只能扑腾几下！"拿破仑立刻从侍卫手中拿过一支枪，朝落水的士兵大喊："赶紧给我游回来，不然我毙了你！"说完，朝那人的前方开了两枪。

落水人听出是拿破仑的声音，又听说拿破仑要枪毙他，一下子使出浑身的力气，猛地转身，扑腾扑腾地游了回来。

智慧点拨

不会游泳的士兵突然发生戏剧性的转变，是因为拿破仑"不游回来就毙了你"的强刺激，使他产生"应激反应"，才使出浑身力量，自救成功。

无论是动物或人类，在遇到突如其来的危险情境时，身体会自动发出一种类似"总动员"的反应现象。这种机能性的生理反应，可使个体立即进入应激状态，以维护其生命的安全，被称为应激反应。应激反应由个体表现为外在行为时可能有两种形式：一是向对象攻击，二是逃离现场，所以也称这种反应为攻击或逃离反应。

精彩看板

生活时刻在变化，没有变化的生活是枯燥乏味的。一定变化可以激励人们投入新的行动中，磨炼人的斗志，提高社会适应能力，因此是有利于维护人们心理平衡的。但生活中的变化如果过多、过快、过大、过于突然，或者持续时间过长，就会超过人们心理、生理上所能承受的限度，会形成有害的应激。因为应激的生理机制是：大脑皮层接受刺激后，促使肾上腺皮质激素分泌。如果应激过强，身体就处于充分动员的状态。而这种状态时间长了，会使生物化学保护机制受到破坏，使抵抗力降低，更容易受到疾病的侵袭。从心理上讲，当个体对紧张体验不能解除时，就达到了"过度应激"，会影响正常心理活动的进行。因为当外界刺激唤醒大脑皮层，使之维持一定的觉醒水平时，会有助于心理活动的进行；但是如果大脑过度接受刺激，会使之产生焦虑的反应。这种情况下，自控力会减弱，心理活动能力也会降低，对客观事物的感知变得不充分，判断不准确，逻辑推理能力也会下降。

所以，要想表现出最好的状态，需要处于适度的应激状态中。

此外，人应该了解自己的极限，对自己的挑战应该适可而止。即使我们突破自己的极限，也应该一步步来。否则会给自己形成很大的压力，容易造成身心失调，损害健康。最后很可能欲速则不达，造成适得其反的结果。

情绪跟感冒一样也是会传染的，在心理学上叫"踢猫效应"

一位董事长因为超速驾驶，被警察开了罚单，回到办公室后，他随便找了些理由将销售经理训斥了一番。销售经理挨训之后，又对自己的秘书百般挑剔。秘书无缘无故受一肚子气，就故意找接线员的碴。接线员垂头丧气地回到家，对着自己的儿子大发雷霆。儿子莫名其妙地被父亲痛斥之后，也很恼火，便将自己家里的猫也踢了一脚。

当一个人的情绪变坏时，会潜意识地发泄，当发泄的对象是人时，这种坏情绪便开始逐渐传染开来。情绪污染严重影响着人们的心理健康。那么，我们怎样才能避免"踢猫效应"在我们身边发生呢？

● 学会心理暗示。人是很容易接受心理暗示的，不妨通过心理暗示告诉自己，在遇到事的时候一定要冷静。不断在心中重复，你的情绪就会慢慢平静下来。

● 换位思考。设身处地地站在对方的角度，并试着为对方寻找一个可以被理解的理由，这时你就会有一个理性的判断。

● 学会用"尽管……但是……"来自我开导。很多时候，我们都知道自己的情绪处于失控边缘，这时千万不能贸然做决定，试着用"尽管……但是……"来开导自己。当我们对不良情绪适时疏导和化解时，也就避免了很多不愉快的事情发生。

● 提醒自己保持风度。尤其对领导者来说，成就感和进取心都可能会超过普通人，所以保持良好的风度十分重要。风度不仅要求举止潇洒，言谈风雅，更要做到在压力下能保持从容的心态，对他人要真诚、豁达、大度，不斤斤计较、不迁怒于人。

● 可以倾诉出来。发泄的方式一般来说较为激烈，倾诉可以让你慢慢平静下来。可以对信任的朋友倾诉，可以对父母子女倾诉，可以对爱人倾诉，如果觉得都不合适，那可以尝试找心理咨询师倾诉。

● 把坏心情写在纸上。这是一种积极的自我倾诉，把压力和不愉快写出来，自己读一遍，然后撕掉或者烧掉，并且告诉自己："这些事情也就像这张纸一样消失了。"相信你的心情会变得好一些。

● 运动、大叫。剧烈的运动会让你释放压力，出一身汗也能让自己轻松，但是这都要根据自己身体的实际情况来进行。可以到空旷无人的地方大喊大叫，将心中的不满全部说出来。

人生犹如跌宕起伏的海洋，我们就是在海上航行的船，而情绪无疑就是那船上的帆。只有我们适时调整帆的方向，学会控制自己，才能避免有可能发生的"船毁人亡"，阻止可能由此带来一系列不良因果链的产生。

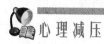心理减压

游泳可以调节心情

游泳是一种特殊的运动，不仅使肌肉得到放松，还会使紧张的神经顿时松弛下来，把那些消极的、对身体产生副作用的不良情绪释放出去，进而恢复积极、健康的心理状态。

游泳是调节情绪的好手段。如果我们在炎炎的夏日，能在冰凉清爽的泳池里泡上半天，相信那会是最好的享受，我们的身体疲劳与心理压力会一扫而光。

现代人在紧张的工作之际，情绪就经常处于焦虑、忧郁、浮躁不安等状态之中。只要到水中游上几趟，水流对身体的摩擦和冲击，会形成一种特殊的按摩方式。

游泳还能增强腰背部肌群及肩、背、大腿的肌肉力量。

但游泳不是所有人都可以进行的运动，身体不适或患有肝炎、感冒、皮炎（包括脚癣）、肠道传染病、精神病及重症沙眼、急性结膜炎、中耳炎等眼咽耳部疾病的人不宜游泳。因为游泳不仅会加重病情，还可能通过池水、公用池水、公用物品把疾病传播给其他健康者。另外，心脏功能不好的人不宜游泳，饮酒后也不宜游泳。

保持心理健康妙招

在现实生活中，有些较为重大的事情，如丧偶、离婚、退休、换工作、生活学习环境的骤然改变等，会给当事人带来很大的心理压力或精神打击。因此，应采取一些针对性的措施，来预防或缓解其对健康的影响。

● 倾诉。当遇到不幸、烦恼和不顺心的事情，切勿压抑，不要把心事深埋心底，而应将这些烦恼向你信赖的，头脑冷静、善解人意的人倾诉，自言自语也行，对身边的动物讲也行。

● 读书。吟诗读书表面上看仅仅是视觉器官和口腔的运动，实际上反复吟诵诗书里的精彩段落和篇章，可使大脑皮层的兴奋和抑制过程达到相对平衡，把血流量、神经细胞的兴奋程度调节到最佳状态，从而增强机体的免疫力。

● 听音乐。听轻松愉快的音乐会使人心旷神怡，沉浸在幸福愉快之中而忘记烦恼。

● 旅游。山区或海滨周围的空气中含有较多的阴离子。空气中的阴离子可以使人体神经体液的调节功能增强，有助于使情绪平静下来。

● 做好事。通过做好事获得快乐，可以平衡心理，使内心得到安慰，感到踏实。通过别人的肯定和赞赏，从而使自己得到鼓励，改善心情。

 充分认识心理健康服务的重要性

心理健康是人在成长和发展过程中，认知合理、情绪稳定、行为适当、人际和谐、适应变化的一种完好状态。心理健康服务是运用心理学及医学的理论和方法，预防或减少各类心理行为问题，促进心理健康，提高生活质量，其主要活动包括心理健康宣传教育、心理咨询、心理疾病治疗、心理危机干预等。心理健康是健康的重要组成部分，关系广大人民群众幸福安康，影响社会和谐发展。加强心理健康服务、健全社会心理服务体系是改善公众心理健康水平，促进社会心态稳定和人际和谐，提升公众幸福感的关键措施，是培养良好道德风尚，促进经济社会协调发展，培育和践行社会主义核心价值观的基本要求，是实现国家长治久安的一项源头性、基础性工作。

当前，我国正处于经济社会快速转型期，人们的生活节奏明显加快，竞争压力不断加剧，个体心理行为问题及其引发的社会问题日益凸显，引起社会各界广泛关注。一方面，心理行为异常和常见精神障碍人数逐年增多，个人极端情绪引发的恶性案（事）件时有发生，成为影响社会稳定和公共安全的危险因素。另一方面，心理健康服务体系不健全，政策法规不完善，社会心理疏导工作机制尚未建立，服务和管理能力严重滞后。现有的心理健康服务状况远远不能满足人民群众的需求及经济建设的需要。加强心理健康服务，健全社会心理服务体系迫在眉睫。

《"健康中国2030"规划纲要》要求加强心理健康服务体系建设和规范化管理。从健全心理健康服务体系、搭建心理关爱服务平台、拓展心理健康服务领域、开展社会心理疏导和危机干预、建立专业化心理健康服务队伍等方面进行了积极探索，取得了一定成效，为进一步做好加强心理健康服务、健全社会心理服务体系工作奠定了基础。

加强心理健康服务，开展社会心理疏导，是维护和增进人民群众身心健康的重要内容，是社会主义核心价值观内化于心、外化于行的重要途径，是全面推进依法治国、促进社会和谐稳定的必然要求。各地区、各部门要认真贯彻落实中央决策部署，从深化健康中国建设的战略高度，充分认识加强心理健康服务、健全社会心理服务体系的重要意义，坚持问题导向，增强责任意识，自觉履行促进群众心理健康责任，加强制度机制建设，为实现"两个一百年"奋斗目标和中华民族伟大复兴中国梦作出积极贡献。

心理健康频道 21

人生小故事

和尚在，我去哪儿了——自我认知

故事阅读

有一个笑话。古代，有个叫张三的解差，押送一名生性狡猾的和尚服役。途中解差为避免出现闪失，就每天早晨把所有重要的东西全部清点一遍。他先摸摸包袱，自言自语地说："包袱在。"又摸摸押解和尚的官府文书，告诉自己说："文书在。"然后他再摸摸和尚的光头和系在和尚身上的绳子，又说道："和尚在。"最后他摸摸自己的脑袋说："我也在。"

张三跟和尚在路上走了好几天，每天早晨都这样清点一遍，不缺什么才放心上路，没有一天漏掉过。和尚对张三的一举一动都看在眼里。一天，和尚灵机一动，想出了一个逃跑的好办法。

一天晚上，他们俩照例在一家客栈住了下来。吃晚饭的时候，和尚一个劲儿地给张三劝酒："多喝几杯，没关系的。顶多再有一两天，我们就该到了。您回去以后，因为押送我有功，一定会被上级提拔，这不是值得庆祝的事吗？不是值得多喝几杯吗？"张三听得心花怒放，喝了一杯又一杯，慢慢地，手脚不听使唤了，最后终于酩酊大醉，躺在床上鼾声如雷。

和尚赶快去找了一把剃刀，三两下把张三的头发剃得干干净净，又解下自己身上的绳子系在张三身上，然后就连夜逃跑了。

第二天早晨，张三酒醒了，他迷迷糊糊地睁开眼睛，就开始例行公事地清点。他先摸摸包袱说："包袱在。"又摸摸文书说："文书在。""和尚……咦，和尚呢？"张三大惊失色。忽然，他瞅见面前的一面镜子，看见了自己的光头，再摸摸身上系的绳子，就高兴了："恩，和尚在。"不过，他马上又迷惑不解了："和尚在，那么我跑哪儿去了？"

智慧点拨

自我，是一个"陌生的朋友"，既十分熟悉，又常常令人困惑。它是你"自己手中的东西"，然而我们往往对其熟视无睹，似乎它远在天边，神秘缥缈得很。例中张三的行为就是对自我的不认知。

精彩看板

一般来说，自我认知是随着我们的年龄增长而深入的，有四个阶段。

第一个阶段是在 0 ~ 2 岁的时候，这个阶段叫做感觉运动阶段。这个阶段的孩子，只能认识父母，并用最简单的符号来表达自己的需要。

第二个阶段是在 2 ~ 6 岁。这个阶段的心理运动叫做前运算阶段。这一阶段的思维是一种象征性思维，它一方面使儿童的思维摆脱了对动作的依赖，另一方面也使儿童的思维局限于现象的世界，从而缺乏逻辑性。

第三个阶段是在 6 ～ 12 岁。这个阶段的儿童，不仅能从别人的角度来看问题，而且对事物的本质性和类属关系都有了一定的认识。

第四个阶段是在 12 ～ 15 岁，是形式运算的阶段。这一阶段，儿童已懂得将现实性视为更显示个性的可能性的一部分。

随着年龄的增长，认知心理的发展也会不断成长，个性心理与性别心理就会凸显出来。个性心理是随着自己心理的成熟逐渐体现出来的东西，也是在自己的生活中逐渐体会出来的东西。

 心理减压

好心情，从慢跑开始

跑步是一种有氧运动，除了活动筋骨、肌肉之外，还能分散注意力，使激素分泌量增加，达到消除沮丧心理的作用。

在竞争越来越激烈的今天，很多人废寝忘食地工作着。他们睡得晚，起得早。这些都使他们产生了巨大的心理压力。

好在运动给这些人带来了福音。其中，慢跑就是一种很有效减压和释放压力的方法，它能消除沮丧，舒缓人的心情。

慢跑的好处还有很多。比如，它不仅能调节心情，还能增强呼吸功能，可使肺活量增加，提高人体通气和换气能力；可使血液循环加快，血管弹性增强，具有活血祛瘀、改善代谢，防止血脂过高的作用；还可以控制体重，预防动脉硬化。

一般来说，慢跑运动分为原地跑、自由跑和定量跑等。

1. 原地跑

即原地不动地进行慢跑，开始每次可跑 50 ~ 100 步，循序渐进，逐渐增多，持续 4 ~ 6 个月之后，每次可增加至 500 ~ 800 步。

2. 自由跑

是根据自己的情况随时改变跑的速度，不限距离和时间。

3. 定量跑

有时间和距离限制，即在一定时间内跑完一定距离，从少到多，逐步增加。

慢跑时，全身肌肉要放松，呼吸要深长，缓缓而有节奏，可两步一呼、两步一吸，也可三步一呼、三步一吸，宜用腹部深呼吸，吸气时鼓腹，呼气时收腹。慢跑时步伐要轻快，双臂自然摆动。慢跑的运动量以每天跑 20 ~ 30 分钟为宜。

慢跑的速度应依体力而定，宜慢不宜快，以自然的步伐轻松地向前行进，以循序渐进、持之以恒为原则。跑步要从短程开始，逐步增大跑程。运动量以慢跑后自觉有轻松舒适感，没有呼吸急促、腰腿疼痛、特别疲乏等不良反应发生为最佳。

 ### "十不"心理保健歌

人生在世不生气，心平气和病不欺，
暗生闷气发脾气，气出病来无人替。
正视现实不攀比，知足常乐要铭记，
富贵名利莫妄求，怡然自得少病疾。
胸怀坦荡不小气，"小心眼儿"要丢弃，
生活琐事由他去，有了矛盾冷处理。
创造条件不孤寂，广交益友寻乐趣，
寂寞孤单寿命短，爱好广泛身受益。
心情愉悦不疑疾，"杯弓蛇影"不可取，
心理扭曲早就医，病魔定会绕道去。
乐观向上不消极，信心十足有毅力，
拥有积极心态好，顽疾恶魔何所惧。
人到老年不自卑，应把花甲当花季，
人老当要心不老，童心常在神采奕。
出言行事不挑剔，顺其自然心如意，
严于律己宽待人，搬弄是非更当忌。
去掉私心不妒忌，妒火损人又害己，
嫉贤妒能是小人，正直豪爽真君子。
遵纪守法不惹事，强暴蛮横遭人议，
温柔行善康而寿，作恶多端必自毙。

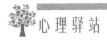

心理驿站

角色转换的心理困惑

角色转换是心理适应问题，这一现象具有一定的普遍性。在军人整个职业生涯中，退出现役是人生中的又一次重大角色变换，即将告别朝夕相处的战友，告别熟悉的军营和手中的武器，告别听惯了的军歌、军号，踏上新的人生之旅。但是未来怎样还是个未知数，心情肯定十分复杂。根据心理学理论，由于对旧角色的留恋和未来角色的模糊，角色转换带来的心理困惑主要表现为以下几种。

①未实现个人愿望的失落心理。临近退伍，每个人都会对自己的军旅生活做一番回顾和总结，自己的愿望实现了，自然满心欢喜；理想未达到，心里就有些不平衡，各种忧烦萦绕心头挥之不去。有人认为多年的辛苦白干了，对领导产生了怨气；有人认为前途无望，无颜见"江东父老"。由于这类委屈感、失落感、吃亏感的存在，妨碍了对自我价值的正确评判，容易导致违纪等不良行为的表现。

②对前途的忧虑心理。由于转业复员过程中某些个人要求处于亟待解决的情况下，所以情绪处于不稳定的状态。已经确定退役的人想得最多的是未来，担心能否适应地方工作，能否找到称心如意的岗位，能否适应地方的人际关系，忧虑油然而生。若不及时调节，可发展

为信心的丧失，甚至会失去以后生活的勇气。

③对工作的松散心理。大多数人在退伍前能够珍惜在部队的最后时光，保持工作热情和干劲，站好最后一班岗。但也有部分人认为，"船到码头，车到站"，该松松劲喘口气了。那些个人需要得到满足了的，认为自己该得到的已经得到了，再干没必要；个人需要未满足的，认为就这样了，再干也白搭；还有的人急着回家联系工作，放松了对自己要求。这种松懈情绪，如果不及时进行引导和消除，将影响部队的工作，消减凝聚力和战斗力。

④对军营的留恋心理。对于转业复员人员，历经火热的军营生活，战友间结下了深厚的感情，会对即将结束的军旅生活依依不舍，充满感情。虽苦尤乐的生活，充满挑战的训练，在头脑中打下深刻烙印；官兵间互帮互学，互谅互让的同志爱、战友情，在心田里留下缕缕温馨。这是一种人之常情，是一种高尚的情感。但是，总沉湎于过去，容易使人裹足不前，延缓对新环境的适应。

种种不良心理，若不加以正确引导，合理矫正，将直接影响到安置过程中主观能动性的发挥及军转工作的顺利完成和工作安置的质量。所以，必须做到以下几点。

①抓好学习，树立正确的择业观。要抓好三个方面的学习：一是学习相关政策法规，二是学习地方经济建设的形势、安置工作的政策及工作计划，三是学习过去

转业同志的经验,分享他们成功的喜悦,吸取有益的经验,树立正确择业观。

②正确分析找出最佳择业点。从过去安置情况看,定位问题是影响安置成功率的重要因素。定位过高很难实现目标,即使实现后也会受自身素质的限制,很难打开局面。所以要根据自己的年龄、文化程度、性格爱好、工作经历、家庭状况的不同,选择最佳择业的方向。

③积极加强与地方有关部分的联系。积极主动地与地方有关部门联系,是增加就业的重要方面。需要把握的,一是转业干部要写好推荐材料,做到内容充实,真实可信,形式新颖;二是要及时与地方军转安置部门联系,推荐自己。另外,转业干部可通过多种安置途径,增加就业机会。

④改善心境,做好转入地方的心理准备。人对某一事的消极情绪会逐渐形成一种心境,心境不佳就很难对事物做出客观的评价。转业干部要改善心境,要调整认知差距,保持心态平衡,跳出个人小圈子,从大局和长远出发,冷静、客观、全面地总结自己服役期间的得和失,消除烦恼情绪,要坚信自己经过数年部队生活的熏陶,无论是思想认识、文化水平、工作经验,还是能力、意志、情感、性格等心理素质都有很大的提高,要学会地方工作的特点、形式,同时要熟悉地方社会生活环境。地方生活气氛相对松散而丰富,不能把部队的生活习惯和生活节奏搬到地方去。

⑤珍惜荣誉,站好最后一班岗。人过留名,雁过留

声。服役数年，已经把最美好的青春留在军营，为什么不在自己走后给战友们留下一个好印象，为自己的军旅生涯画上一个圆满的句号呢？把对军营的留恋心理转化为站好最后一班岗的行动，多给部队留下好经验、好思想、好作风。珍惜战友情谊，不计较过去的磕磕碰碰。抬头向前看，人生的路还很长，如果总纠缠过去的恩怨，做出鲁莽的事，既不利人也不利己。

心理健康频道 22

 人生小故事

对待生命的态度

故事阅读

暴风雨后的一个早晨，一个男人来到海边散步。他注意到，在沙滩的浅水洼里，有许多被昨夜的暴风雨卷上岸来的小鱼。它们被困在浅水洼里，回不了大海。虽然大海近在咫尺，但用不了多久，浅水洼里的水就会被沙粒吸干，被太阳蒸干，这些小鱼随时会死去。男人继续朝前走着。他忽然看见前面有个小男孩走得很慢，还不停地在每一个水洼旁弯下腰去。小男孩捡起水洼里的小鱼，并且用力把它们扔回大海。终于，这个男人忍不住走过去："孩子，水洼里有几百几千条小鱼，你救不过来的。""我知道。"小男孩头也不抬地回答。"哦？那你为什么还在扔？谁在乎呢？""这条小鱼在乎！"男孩儿一边回答，一边捡起一条小鱼扔进大海。"这条在乎，这条也在乎！还有这一条，这一条……"

智慧点拨

故事中的小男孩既尊重人类自己的生命，也珍惜其他动物的生存权利。

自杀六征兆

自杀并非突发。一般而言，自杀者在自杀前处于想死又渴望被救助的矛盾心态时，从其行为与态度变化中可以看出蛛丝马迹。一般而言，在自杀行动执行之前，想要自杀的人不管是在语言或是在非语言的表达上，都会显露出极为明显的征兆。

我们必须加以注意：喜怒无常的情况增加；看似情绪低落或是哀伤；感到无价值或失望；从朋友、家人与日常活动中退缩下来；饮食、睡眠习惯的改变；特殊的自杀性威胁信件、诗词或短文论及预期性死亡的内容；持续性的苦闷；学业或工作表现的低落。在年轻的朋友身上，可见暴力、敌意或反叛的行为，其中也包括经常性的不告而别，中断亲密的关系，增加药物及酒精的使用量，失败的爱情关系，不寻常的忽略个人的外表，快速的人格改变，生理症状的抱怨，如头痛或倦怠感陈述，"这是没有用的""不再有任何牵挂"的字句；突然丢弃所拥有的物品；将原本杂乱无章的事情，整理得井然有序。

当发现所接触的人有类似的情形时，不要怀疑，他（她）是自杀的高危险人群。他（她）急迫需要你的紧急送医协助。不管你是自行送医，或打120，或是报警处理，你的立即性协助，将可挽救一条脆弱无助的生命。

自杀常见的征兆有：

①对自己关系亲近的人表达想死的念头，或在日记、绘画、信函中流露出来。

②情绪明显不同于往常，焦躁不安、常常哭泣、行为怪异粗鲁。

③陷入抑郁状态，食欲不佳、沉默少语、失眠。

④回避与他人接触，不愿见人。

⑤性格行为突然改变，像变了一个人似的。

⑥无缘无故收拾东西，向人道谢、告别、归还所借物品，赠送纪念品。

关爱生命，珍惜生命

生命属于谁？生命，不仅仅属于自己，而应当属于所有爱你的人。设想，当你最爱的人将要失去生命离你而去时，你是不是比自己失去某些东西还要难过？所以说，生命不只属于我们自己。从一个人出生的那一刻起，他的生命便与这个世界有了联系，也与父母连接在了一起。而生命也正因连接而拥有欢乐温暖。既然有联系，那就不是一个人的事，而是关系到一个群体。因此，生命属于你，你有责任为自己的学业付出努力；生命承载着沉重的使命，你有义务为生养你的父母尽到孝心，你有责任为助你成长的社会尽绵薄之力。

人活着，就是负有责任的。生命过程中不仅有快乐幸福、痛苦磨难，而且肩负责任。作为社会成员的责任，子女对父母的责任，学生对学校的责任，市民对城市的责任，这些责任通过家庭、学校和社会代代相传，成为延续人类的基本力量。当这些责任意识在人们心目中日益淡化时，那些反社会甚至反人类的人就会越来越多。

人的生命只有一次，人生的每时每刻都是现场直播，走过去了，就不能重演。所以，珍爱自己的生命是做人的可贵品质之一。

 基层部队常见心理问题

受时代背景、社会环境、自然环境和生活工作环境等因素影响，基层人员容易出现诸多不良心理，极易引发心理问题。

①无为的心理。官兵都抱着对军营的向往和热爱来到军营，都怀着守卫蓝天的美好憧憬来到军营。但面对背井离乡的陌生环境，面对渴望血与火的战斗生活与日常看似平淡的战备训练工作之间的反差，百分之九十刚到基层的官兵会感到军营不是想象中的军营。因此，许多官兵把值班与战备分裂开来，没有把值班当作战斗，也没有把阵地当作战场，认为自己可有可无，可重可轻，无所作为。

②疲惫的心理。军人不仅要默默地奉献，而且当祖国和人民需要的时候，还要不怕流血流汗，甚至献出宝贵的生命。而为了保家卫国，捍卫国家主权，以及完成多样化军事任务，有的基层官兵除了像其他军人那样要无私奉献外，还必须驻守在高山等人迹罕至的地方，立

足现有条件战胜各种恶劣自然环境，克服来自自身和外界各种意想不到的困难。繁杂琐碎的生活保障，以及随之而来的安全压力，使百分之九十的基层官兵感到身心疲惫。官兵因持续的生理疲劳，极易导致心理上的疲惫。

③焦虑的心理。有的基层官兵因点多、线长、面广，驻地分散，多数守山头、驻戈壁、蹲山沟、远离机关，独立驻防。基层站连多则百八十人，少则二十多人，常年几十个人摸爬滚打，相对固定的战备训练工作学习，容易使官兵感到厌倦和焦虑。因驻高山边防，官兵与外界接触少。多个驻守高山的连队，官兵只能靠搭乘生活保障用车外出。连队每周到生活供应点采购一次，每次只能搭乘两人。客观上的艰苦，环境的封闭，极易使官兵感到孤独和烦躁。

④迷茫的心理。在官兵的自我发展中，既存在着自我认识、评价与实际情况之间的差距，同时又存在着理想自我与现实自我的差距。这不仅反映了官兵对理想自我的追求和对自尊、自强的渴望，同时也预示了他们将经历很多的困难和挫折。基层官兵因驻地大多是边远艰苦的地方，与地方优越的自然生活环境都存在很大差距。理想的军营与现实的环境之间的落差，理想的军营生活与枯燥的战备值班之间的差距，容易使官兵对自己的方位失去正确的评判。从而造成过度的自我接受与过度的自我拒绝、过强的自尊心与过度的自卑感、过分的独立意识与过分的逆反心理的相互交织，使官兵在理想与现实、权利与义务的研判中，极易产生迷茫的心理。

♥ 给"心理应激"减减压

现实生活中的"心理应激"事件多种多样，比如新冠病毒肺炎疫情的爆发、突发家人病故、情感生活的变故、突发卫生公共事件等，都会使人心理产生应激反应。"应激"的最直接表现是精神紧张焦虑。人们有能力控制应激，建立良好的心理防御机制，将任何应激性情况视为一种能产生有益结果的挑战，能激发人潜能的动力。"应激"包括生理应激和心理应激两大类。应激并非都是坏事，但如果消极面对生活中的挫折、刺激，会使人精疲力竭、走投无路，其结果是很可怕的。

面对"心理应激"反应，减压措施有多种，不妨打开脑洞试一试。

一要正视现实。人生无常。世界上有些事，我们可以缓解情绪，却无法改变事实。事情既然已经发生了，要客观地面对，不要再觉得它是"不可能的事"，也不必紧张、焦虑，因为紧张、焦虑无济于事，于事无补。

二要了解自身的优势与不足。人无完人，要承认自己力量的有限，不必一人去"包打天下"。已经发生的事，要学会接纳它，包容它。"想开点"这三个字有着极为丰富的内涵，看一下"想"字，"想"字是由木（中医五行中，肝为木，肝主目）、目、心组成的，其含义是双目和心组合，"想开点"就是从一个心打开转化到双目，把心向外打开、看开，即是个人胸襟的扩展，又是人生境界的升华。知彼知己，百战不殆，就会达到自己的合理期望。

三要学会倾诉内心的感受。忧伤向你信得过的人倾诉就会减少一半，快乐与他人分享就能增加一倍。言为心声，心灵受重创时，强忍着不发声，这是违背健康规律的。因此，要找个合适的对象，选择一个合适的时机，勇敢地说出内心想说的。专业的心理咨询与疏导，定能缓解"应激"给人心理造成的压力。

四要养成宽容的习惯。宽容是一种无须投资便可获得的"精神补品"。只有心胸似海的人，在突如其来的压力面前，才能宽容和接纳自己，有效控制自己，表现出应有的沉着和大度，而不是灰心丧气、一蹶不振。宽容，也是一种明智之举。发怒的人总自认为有千万个理由应该发怒，殊不知发怒的后果必将付出更大的代价，指责、抱怨也都无济于事。

五要能直接面对最坏的情况。敢于面对不愿看到的事实，最坏不过如此。能接受最坏的情况，是心理承受能力强的重要标志。躲避问题的后果往往使问题进一步发展、恶化，错失解决问题的良机。只要能清醒面对，还会有新的转机，让人发挥出新的能力来面对挑战。

六要学会调整和放松。紧张的生理表现是呼吸短促、心跳加快。那就让我们有意识地阻断、改变它，让呼吸深长舒缓，或许紧张的心情能放松下来。学会放松是减轻应激的最简单方法。具体方法是：选择一个安静的地方坐下来，双肩自然下垂，闭上双眼，然后慢慢地做深呼吸，持续 10 分钟，紧张的心情就可得到缓解。

心理健康频道 23

买　烟

甲去买烟,烟卖29元。但他没火柴,就跟店员说:"顺便送一盒火柴吧。"店员没答应。

乙去买烟,烟同样卖29元。他也没火柴,就跟店员说:"便宜一毛钱吧,再买一盒火柴。"店员同意了。乙用29元买了一盒烟和一盒火柴。

这是最简单的心理边际效应。第一种:店员认为自己在一个商品上赚钱了,另外一个没赚钱。赚钱感觉指数为1,当然他不会同意。第二种:店员认为两个商品都赚钱了,赚钱指数为2,当然他就同意了。同样,这种心理还表现在买一送一的花招上,顾客认为有一样东西不用付钱,就赚了;其实这都是心理边际效应在作怪。

心咨询

蓝色能增强自信,减轻压力

颜色除了让世界更美丽,还有着许多神奇的作用。

一项最新调查显示，不同颜色对人的情绪有着不同的影响，而且这一影响有性别差异。

研究人员让受试者置身于不同颜色灯光的房间中，然后让他们完成同一套测试题。结果显示，置身于蓝色灯光中的人完成测验的速度比平时快 12%，手眼协调能力和记忆力也有所提高。

研究人员分析："人们常认为蓝色让人沮丧，事实上，这种颜色能增强自信，减轻压力，让人思维敏捷。"

 心理学快餐

多一些排解，少一些焦虑

生活中，人们对糟糕的现状或对未来不好的预测都有产生不愉快情绪反应的本能。由此，人们都体验过不同程度的焦虑。然而，当这种反应过于强烈。持久或与事实不相符时，就会对人造成危害。因此，人们要做的是想办法将焦虑控制在适度、有利的范围。下面的这些方法，大家不妨试一试。

明确焦虑的想法

大多数人通常不会注意引发焦虑的想法，而只是强烈地感到自己当时正处于极度的恐惧和无助状态。因此，识别这些焦虑的想法是打破恶性循环的关键。下面这些思维方式足以引发你的焦虑：①总把事情往坏处想；②主观、片面地夸大问题的严重性；③用"总是""每个"或"从不"等绝对化的语句思考问题；④将自己对他人的揣测当作事实；⑤随时以为会发生不幸。

焦虑时，请把你的想法写下来。倘若你什么都想不起来，试着回忆一下，当你感觉心烦意乱之前，在你头脑中闪现的是什么想法。

看看最糟糕的结果是什么

静下心来，理清思绪，考虑一下假如自己想象中的严重后果真的发生了，有哪些结果最让你担心。将它们逐一记录下来，并仔细琢磨这些结果是否真的面目可惧、令人难以接受，是否真的没有办法应对。事实上，你想象的事件并不一定会真的发生。即使发生，也并不一定毫无解决办法。当你做完上述步骤，就如同为自己的焦虑画上一个界限，一旦你能够接受最糟糕的结果，就没有什么令你惧怕的了，你现在的困难便显得不值一提。

换个视角看待问题

俗语有言："当局者迷，旁观者清。"困在焦虑中的你往往不能冷静思考，你的视野会随之变窄，而这又进一步加剧了你的焦虑。

思考一下，自己的这些想法一定正确吗？除了消极的想法之外，还有没有其他的可能性？如果换作是别人，又会如何考虑这些情况？你可以找出身边最信任、关系最好的两三个人，咨询或者想象一下他们会如何回答这些问题，你就会发现自己的想法也许只是众多可能性中的一种。

每天只给自己 20 分钟的焦虑时间

如果你发现自己一天都处于焦虑状态，那么就要告诉自己，每个人都会有焦虑，焦虑不能解决根本问题，给自己设定专门的焦虑时间。没到设定焦虑时间时，要做的是处理手头重要或棘手的问题，或者学着自我放松，如听听音乐、做些感兴趣的事情等。到了设定的焦虑时间时，可以想想令你焦虑的问题，并采用恰当的方法处理它。

心理健康频道 24

小心那些被压抑的愤怒

生活中，愤怒无处不在，从小到大我们被一再告知发怒是不好的。那些直接或间接的经验也让我们知道，发火的"破坏力"有多大——失去朋友、得罪亲人或丢掉饭碗。可问题是人人都会生气，每当"怒从心头起"的时候，到底要不要把愤怒表达出来？又该如何表达？

很多时候，我们是被别人的过错激怒的，遇到这种情况，我们该怎样处理呢？第一，明确告诉自己"我生气了"。愤怒来临时，我们往往还没有弄清楚发生了什么，不该说的话就已经说出去了，不该做的事已经做了。所以，向自己承认"我生气了"，大声说："这件事让我很生气，现在我该怎么办？"告诉自己也告诉对方。这样做，会为你赢得处理愤怒情绪的机会。第二，克制自己，不要马上说什么或做什么。克制冲动并不意味着积累愤怒，而只是说你在感到愤怒的时候应该先冷静一下。第三，你需要找出愤怒的焦点是什么，愤怒从何而来，那个惹你生气的家伙到底做错了什么事，问题究竟有多严重。第四，进行选择性分析。承认自己受了委屈，并承认再与那个伤害自己的人争论也无济于事。于是决定接受这个事实，拒绝让已经发生的事情侵蚀自己的幸福感——某些时候，这就是处理愤怒情绪的最佳方法。而在更多的时候，处理愤怒的方法是，把自己的想法和感受坦白地讲出来。这样做的目的不是谴责，而是要修复彼此的关系，请对方注意并和你一起努力，找到解决问题的方法。

对大多数人来说，本着爱的原则与人理论并非易事，我们更习惯于乱发脾气和掩饰愤怒。但这样做的结果，只会进一步破坏人与人之间的关系。还有一种愤怒，破坏力更大。生活中有一些人，表现出来的永远是温和不愠、彬彬有礼的样子，天大的委屈也总一笑而过。或许这些人的"愤怒点"真的很高，或许他们还有你没看到的另一面。

翻翻报纸你会看到类似的故事：被解雇的职员闯进办公室，持刀刺伤炒掉自己的上司；品学兼优的留学生，持枪袭击同胞……他们的亲朋好友总会在事后感叹："他看起来是个很不错的人，真不敢相信会做出这样的事来。"他们没看到，那些积压在心里的愤怒，是如何在长期压抑中逐渐膨胀，最终变得不可收拾的。内心压抑的愤怒始于否认、沉默和回避，积压久了会让人从里面垮掉。我们经常可以在冲突之后听到这样的说法：我没有生气，只是挺失望的。心理学家告诉我们，说这话的人，确确实实是生气了，只是他们不愿承认。这就是压抑的愤怒。如果长期以来你总是在生气，那就要赶紧处理一下自己的愤怒了。你不妨梳理一下从小到大的成长经历——父母、老师、同学、邻居、朋友、爱人、孩子、同事、上司，或者其他一些人——他们有没有伤害过你？把那些让你感到愤怒的事情一一列出来，写在纸上。然后问问自己：关于这个愤怒，我以前是怎么处理的？是否妥当？如果没有处理过，那就要赶紧去做。问题解决之后，你会发现一个焕然一新的自己。

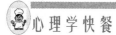 心 理 学 快 餐

睡眠的自我管理

1. 睡眠分期

正常睡眠分期包括两种时相：非快速动眼期睡眠（NREM）与快速动眼期睡眠（REM）。一个周期约 80～120 分钟。8 小时约 4～6 个周期循环。

非快速动眼期表现为全身代谢减慢、脑血流减慢、神经元活动减慢、循环和呼吸减慢、交感神经活动减慢，所以，处于这一睡眠时相对呼吸平稳、心率、血压、体温、肌张力都减慢，无眼球运动。NREM 又分四个期。

● 第 1 期（称入睡期）。清醒和睡眠的过渡时期，是一种很浅的睡眠。这一期为时很短，约 0.5～7 分钟，很容易唤醒，人们常常感到似乎还是醒着的状态。生理活动开始减慢，但脑电图显示的一些特点与清醒时相同。

● 第 2 期（称浅睡期）。进入中等深度的睡眠，但仍易被唤醒。此期大约持续 30～38 分钟。生理活动继续

变慢，肌肉逐渐放松，人可有短暂的、片刻的思维活动。

●第3期（称中度睡眠期）。熟睡期，大约持续15～60分钟。此期肌肉完全放松，心率减慢，血压下降，难以唤醒。

●第4期(称深度睡眠期)。深睡期，大约持续10分钟。全身松弛，无任何活动，体内激素大量分泌，减少蛋白质的分解，加速受损组织的愈合，遗尿和梦游可能发生，此期极难唤醒。

快速动眼期表现为眼球快速转动，脑电图活跃，与清醒时极为相似，而肌电图反应肌张力降低。躯干基本呈松弛状态，但体温、血流及脑的耗氧量均有增加，心率、血压和心排血量也有增加，经常接近清醒水平。这一时期的梦境是生动的，充满感情色彩，可缓解精神压力，使人将忧虑的事情从记忆中消除。

睡眠分期是为了研究方便而根据脑电波和生理表现人为划定的。实际上各个睡眠阶段很难划出明确的界线，往往是逐渐变化，重叠交错，各有所侧重的。人的睡眠，一夜中大约有4～6个睡眠周期出现，互相连接，周而复始。首先，从上床就寝到开始入睡之间的时间，我们称之为入睡潜伏期，成年人一般为20～23分钟。然后进入 NREM 第1期，大约经过0.5～7分钟，即进入 NREM 第2期；30～38分钟后，进入 NREM 的第3期及第4期(合称 δ 睡眠)，持续约数分钟至1小时；再回到 NREM 睡眠第2期；大约在开始入睡后70～90分钟，进入 REM 睡眠，通常只有5分钟左右；接着再回到 NREM 睡眠第 2 期，也即第二个睡眠周期的开始。从第二个睡眠周期开始，δ 睡眠逐渐缩短，而 REM 睡眠逐渐延长，每隔 90 分钟左右为一个周期；后半夜 NREM 第 4 期、第 3 期越来越少，渐至第 4 期消失；而 REM 睡眠甚至可达 60 分钟，且其生理表现（眼球快速运动）和心理表现（做梦）也越来越强烈。一般年轻人在一夜的睡眠中，NREM 第 1 期约占 5% ～ 10%，第 2 期约占 50%，第 3 期及第 4 期共占约 20%，REM 约占 20% ～ 25%。从儿童期到老年期，随着生长、发育渐至衰老，REM 和 NREM 第 3 期、第 4 期逐渐减少，60 岁以后基本上没有 NREM 睡眠第 4 期，夜间醒转的次数增加。

2. 子午觉

午时（11 点至 13 点），心经最旺。"心主神明，开窍于舌，其华在面。"心推动血液运行，养神、养气、养筋。人在午时能睡片刻，对于养心大有好处，可使下午乃至晚上精力充沛。心率过缓者 11 点补心阳；心率过速者滋心阴。子时（23 点至凌晨 1 点），胆经最旺。胆汁需要新陈代谢，人在子时入眠，胆方能完成代谢。"胆有多清，脑有多清。"凡在子时前入睡者，晨醒后头脑清新、气色红润。反之，日久子时不入睡者面色青白，易生肝炎、胆囊炎、结石一类病症，其中一部分人还会因此"胆怯"。这个时辰养肝血（阴）最好。

3. 睡眠卫生指导

比如：①未感觉困倦时不要上床；②如果上床 20 分钟后仍然睡不着，就从床上起来；③形成某种惯例可以有助于夜晚上床前心态平和；④每天清晨按时起床，即使在周末或假期也坚持如此；⑤抛开那些困扰你的事情，床是休息的地方，不是思考的地方；⑥调整作息时间，保证每晚都有充足的时间睡眠；⑦生活尽量规律；⑧不要在床上做与睡觉无关的事；⑨午餐后即不再摄入咖啡因；⑩睡前 6 小时内不饮酒；⑪睡前不吸烟或摄入尼古丁；⑫不要饿着肚子上床，但也不要睡前大吃大喝；⑬睡前 6 小时不做激烈的体育活动；⑭不用或慎用安眠药；⑮把卧室布置得安静而黑暗，温度略低。

 心咨询

金钱买不到幸福

金钱和幸福是许多人都梦寐以求的东西，但往往是鱼和熊掌不可兼得。最新的心理学研究已证明，金钱买不到幸福。

据美国《华盛顿邮报》报道，近几十年来的大量数据显示，如果个人的年收入超过一定的金额，额外的金钱并不会给人带来更多的满足感。1958 ~ 1987 年，日本的国民收入上升了四倍，但研究人员发现，人们所谓幸福感并没有因此而大量增加。

英国伦敦经济学院的理查德·莱亚德对这一现象做了仔细的研究。他表示，在某种程度上，人们是在与他人的比较中感觉到自己富有的。当国民收入整体上升时，人们的相对收入并没有发生变化。

幸福递减率

还记得"翡翠白玉汤"的典故吧。明朝开国皇帝朱元璋打天下时，有一回，为了逃避追兵而疲于奔命。饥饿难耐之际，他从一农家乞得一碗残羹剩饭，只是汤水中飘着几片青菜叶、几片豆腐而已。但那是他吃得最香、最可口的一次。后来，朱元璋当了皇帝，金銮殿坐久了，山珍海味吃腻了，就怀念起当初那碗"翡翠白玉汤"来。无奈，御厨如何精心烹制，朱元璋总找不到当初那份美妙的感觉。

同样的物品，对于不同需求状况的人，其幸福效应是不一样的。比如，同样是饮水，跋涉于漫漫黄沙之中，干渴难耐之际忽遇一泓甘泉的人，其久旱逢甘露般的那份欣喜，岂能是守在自来水、饮水机边的人所能体会到的？

心理学里有一个著名的"幸福递减率"，指的是人们从某一单位物品中所获的幸福感，会随着所获物品的增多而减少。经济的发展，带来了物质的丰富。但随着物质的增加，物质的边际效应会递减；人们获得的物质越多，从物质中所得到的幸福感便越少。

著名的哲学家柯柏曾说过，幸福并不像多数人认为的那样依赖于外在之物。在一个不完美的世界寻找幸福，必须在心灵上下功夫。戏剧大师莎士比亚称，世界不仅仅是物质的，也是心灵的；富有并非拥有的多，而是奢求的少。

作为现代人，在离幸福越来越远的时候，要对自己进行心理按摩，明白幸福就在自己身边。你感觉自己幸福，那么你就是快乐而幸福的。记得林肯有句话：对大多数人来说，他们认定自己有多幸福，就要多幸福。是的，幸福就是一种健康积极的心态。所以，当我们一无所有的时候，也能说："我很幸福。"因为还有健康的身体。当不再拥有健康的身体时，那些勇敢的人依然笑着说："我很幸福。"因为还有一颗健康的心。

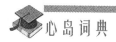 心岛词典

瓦伦达心态

瓦伦达是美国一个著名的走钢丝表演者，却在一次重大的表演中不幸失足身亡！事后，他的妻子说："我知道这次一定要出事。因为他在出场前就这样不断地说，'这次太重要了，不能失败。'在以前每次成功的表演前，他只是想着走好钢丝这件事，不去管这件事可能带来的一切。"后来，人们就把专心去做某事，而不去管这件事的意义，不患得患失的这种心态，叫做"瓦伦达心态"。

所以，当我们在做事情的时候，不必思虑太多。不去多想，马上去做，打断反复思维的逻辑和习惯。走出一步，往往做事的勇气就随之产生了。这就是由"瓦伦达心态"产生的效应。

附录1 中医"子午流注"

中医哲学主张天人合一，认为人是大自然的组成部分，人的生活习惯应该符合自然规律。把人的脏腑在 12 个时辰中的兴衰联系起来看，环环相扣，十分有序。这就是我们常说的中医子午流注。

中医子午流注在我国历史悠久，其理论基础在两千多年前的中医经典《黄帝内经》中就已经奠定，子午是指时辰，流是流动，注是灌注。子午流注理论是把一天 24 小时分为 12 个时辰，对应十二地支，与人体十二脏腑的气血运行及五腧穴的开合进行结合。在一日十二时辰之中，人体气血首尾相衔循环流注，盛衰开合有时间节奏、时相特性。

子时（23 点至 1 点），胆经最旺

胆汁需要新陈代谢，人在子时入眠，胆方能完成代谢。"胆有多清，脑有多清。"凡在子时前入睡者，晨醒后头脑清新、气色红润。反之，日久子时不入睡者面色青白，易生肝炎、胆囊炎、结石一类病症，其中一部分人还会因此"胆怯"。这个时辰养肝血（阴）最好。

丑时（1 点至 3 点），肝经最旺

"肝藏血。"人的思维和行动要靠肝血的支持，废旧的血液需要淘汰，新鲜血液需要产生，这种代谢通常在肝经最旺的丑时完成。如果丑时不入睡，肝还在输出能量支持人的思维和行动，就无法完成新陈代谢。《黄帝内经》讲："卧则血归于肝"。所以丑时未入睡者，面色青灰，

情志倦怠而躁，易生肝病。

寅时（3点至5点），肺经最旺

"肺朝百脉。"肝在丑时把血液推陈出新之后，将新鲜血液提供给肺，通过肺送往全身。所以人在清晨面色红润，精力充沛。寅时，有肺病的人反映尤为强烈，剧咳、哮喘或发烧。

卯时（5点至7点），大肠经最旺

"肺与大肠相表里。"肺将充足的新鲜血液布满全身，紧接着促进大肠经进入兴奋状态，完成吸收食物中水分与营养、排出渣滓的过程。因此，大便不正常者在此时需要辨证调理。

辰时（7点至9点），胃经最旺

人在7点吃早饭最容易消化。如果胃火过盛，嘴唇干，重则唇裂或生疮，可以在7点清胃火。胃寒者可以在7点养胃健脾。

巳时（9点至11点），脾经最旺

"脾主运化，脾统血。"脾是消化、吸收、排泄的总调度，又是人体血液的统领。"脾开窍于口，其华在唇。"脾的功能好，消化吸收好，血的质量好，所以嘴唇是红润的。否则唇白，或唇暗、唇紫。脾虚者9点健脾；湿盛者9点利湿。

午时（11点至13点），心经最旺

"心主神明，开窍于舌，其华在面。"心推动血液运行，养神、养气、养筋。人在午时能睡片刻，对于养心大有好处，可使下午乃至晚上精力充沛。心率过缓者11点补心阳；

心率过速者滋心阴。

未时（13 点至 15 点），小肠经最旺

小肠分清浊，把水液归于膀胱，糟粕送入大肠，精华输送进脾。小肠经在未时对人一天的营养进行调整。饭后两肋胀痛者在此时降肝火，疏肝理气。

申时（15 点至 17 点），膀胱经最旺

膀胱贮藏水液和津液，水液排出体外，津液在体内循环。若膀胱有热可致膀胱咳，即咳而遗尿。申时，人体温较热，阴虚的人尤为突出，在这个时间滋肾阴可调此证。

酉时（17 点至 19 点），肾经最旺

"肾藏生殖之精和五脏六腑之精。肾为先天之根。"经过申时的人体泻火排毒，肾在酉时进入贮藏精华的时辰。肾阳虚者酉时补肾阳最为有效。

戌时（19 点至 21 点），心包经最旺

"心包为心之外膜，附有脉络，气血通行之道。邪不能容，容之心伤。"心包是心的保护组织，又是气血通道。心包戌时兴旺可清除心脏周围外邪，使心脏处于完好状态。心发冷者戌时补肾阳；心闷热者戌时滋心阴。

亥时（21 点至 23 点），三焦经最旺

三焦是六腑中最大的腑，有主持诸气、疏通水道的作用。亥时三焦通百脉。人如果在亥时睡眠，百脉可休养生息，对身体十分有益。可惜现代人能做到的很少，亥时百脉皆通，所以可以用任何一种方式进行调理。古籍《灵枢》："经脉流行不止，与天同度，与地同纪。"

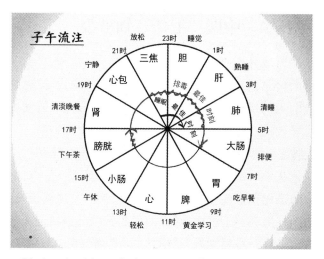

　　所以，人要起居有常，日升而起，日落而息。23时要睡觉（胆经最旺。胆有多清，脑有多清），1～3时要熟睡（肝经最旺。肝藏血，卧则血归于肝），3～5时属于清睡（肺经最旺。肺朝百脉），5～7时要排便（大肠经最旺。肺与大肠相表里），7～9时吃早餐（胃经最旺。7点吃早饭最容易消化），9～11时黄金学习（脾经最旺。脾主运化，脾统血），11～13时要轻松小憩（心经最旺。心主神明），13～15时午休（小肠经最旺。小肠分清浊，对人一天的营养进行调整。降肝火、疏肝理气），15～17时下午茶（膀胱经最旺。滋肾阴），17～19时清淡晚餐（肾经最旺。补肾阳最为有效，"肾藏生殖之精和五脏六腑之精），19～21时要宁静（心包经最旺。气血通行之道，冷者补肾阳；闷热者滋心阴），21～23时要放松（三焦经最旺。三焦通百脉，百脉可休养生息，肺朝百脉）。

附录2 中医"七情"知多少

　　作为情志活动，喜、怒、忧、思、悲、恐、惊七种正常的情志活动，是人体的生理和心理活动对外界环境刺激的不同反应，属人人皆有的情绪体验，一般情况下不会导致或诱发疾病。只有强烈持久的情志刺激，超越了人体的生理和心理适应能力，损伤机体脏腑精气，导致功能失调，或人体正气虚弱，脏腑精气虚衰，对情志刺激的适应调节能力低下，因而导致疾病发生或诱发时，七情则称之为"七情内伤"，即引起脏腑气血功能失调而致病。《素问•举痛论》："怒则气上，喜则气缓，悲则气消，恐则气下，惊则气乱，思则气结"。七情内伤又包括某些内脏病变而继发的病态情态活动。《素问•宣明五气篇》称："精气并于心则喜，并于肺则悲，并于肝则忧，并于脾则畏，并于肾则恐，是为五并，虚而相并者也。"又《调经论》说："血有余则怒，不足则恐"。《灵枢•本神》："肝气虚则恐，实则怒"。《素问•阴阳应象大论》有："怒伤肝，喜伤心，思伤脾、忧伤肺、恐伤肾"的记载。

　　七情内伤致病，因为能直接损伤内脏精气，导致或诱发多种情志病和身心疾病。由于情志活动是由机体内外环境变化所引起的，因此，生活工作环境急剧变化，人际关系不良，以及机体内脏精气虚衰，气血失和，均可引起七情反应失常，从而导致疾病发生。七情能否致病，除了与情志本身反应强度、方式有关外，还与个体的心理特征、生理状态具有密切的关系。

（一）直接伤及内脏

七情是机体对内外环境变化所产生的复杂心理反应，以内脏精气为物质基础。因此，七情过激致病，可直接伤及内脏。又因心藏神而为脏腑之主，故情志所伤，必然首先影响心神，然后作用于相应脏腑，导致其精气代谢失常、气机逆乱而发病。

1. 七情损伤相应之脏

即五脏所主七种情志损伤相应之脏。七情分属五脏，七情反应太过与不及则可损伤相应之脏。《内经》《三因极一病证方论》等医籍对此均有表述：心在志为喜为惊，过喜或过惊则伤心；肝在志为怒，过怒则伤肝；脾在志为思，过度思虑则伤脾；肺在志为悲为忧，过悲则伤肺；肾在志为恐，过恐则伤肾。

2. 七情首先影响心神

七情过激伤人发病，首先作用于心神，产生异常的心理反应和精神状态。如《灵枢·本神》说："是故怵惕思虑者则伤神……喜乐者，神惮散而不藏。愁忧者，气闭塞而不行。盛怒者，迷惑而不治。恐惧者，神荡惮而不收。"喜乐过度，可致精神涣散，神志失常；大怒发作，可致精神冲动，失去理智；过于恐惧，可致神气散失，神不守舍。《素问·举痛论》所说"惊则心无所依，神无所归""思则心有所存，神有所归"，也明确指出了惊与思也首先损伤心神，然后影响相应的脏腑。故《类经·疾病类·情志九气》对此解释说："情志之伤，虽五脏各有所属，然求其所由，则无不从心而发。"清代费伯雄的《医醇剩义》说："然七情之伤，虽分五脏而必归本于心。"

3.数情交织，多伤心肝脾

七情内伤，既可单一情志伤人，又可两种以上情志交织伤人，如忧思、郁怒、惊喜等。数情交织致病，可损伤一个或多个脏腑。如过惊过喜，既可损伤心，又可累肾；郁怒太过，既可伤肝，又可影响心脾；忧思内伤，既可伤脾，又可影响心肺等脏。由于心肝脾三脏在人体生理活动和精神心理活动中发挥着重要作用，故情志内伤，最易损伤心肝脾三脏：过于惊喜易伤心，可致心神不宁，出现心悸、失眠、健忘，甚则精神失常等症；郁怒太过则伤肝，肝气郁结，可见两胁胀痛、胸闷太息、咽中如有物梗阻、月经延后等症，甚则可见痛经、闭经、症瘕。忧思不解易伤脾，脾失健运，可见食欲不振、脘腹胀满、大便溏泄等症。

4.易损伤潜病之脏腑

潜病，是指病证已经发生存在但无明显临床表现的病症。潜病之脏腑是指潜病所在的脏腑。七情内伤不仅多损伤心肝脾三脏，而且还易于损伤潜病之脏腑。例如曾患胸痹、真心痛、飧泄、头痛等病症的患者，虽临床症状已经消失，但遇有情志刺激，最易首先出现原先所患病症的临床症状。如遇有情志刺激，胸痹患者易首先出现胸闷、胸痛等症状；真心痛患者则易出现心前区疼痛，甚至两臂内痛；飧泄患者易首先出现腹痛、腹泻等症状；头痛者则易先发偏头痛等症状。

（二）影响脏腑气机

脏腑之气的运动变化，在情志活动产生中发挥着重要作用。但脏腑之气的升降出入运动，受心神的调控。故情志致病首伤心神，随之影响脏腑气机，导致脏腑气机升降失常而出现相应的临床表现。

● 怒则气上。是指过怒导致肝气疏泄太过，气机上逆，甚则血随气逆，并走于上的病机变化。临床主要表现为头胀头痛，面红目赤，呕血，甚则昏厥猝倒；若兼发肝气横逆，可兼见腹痛、腹泻等症。《素问·生气通天论》说："大怒则形气绝而血菀于上，使人薄厥。"《素问·举痛论》说："怒则气逆，甚则呕血及飧泄。"《素问·调经论》说："血之与气并走于上，则为大厥，厥则暴死，气复反则生，不反则死。"

● 喜则气缓。是指过度喜乐伤心，导致心气涣散不收，重者心气暴脱或神不守舍的病机变化。临床可见精神不能集中，甚则神志失常，狂乱，或见心气暴脱的大汗淋漓、气息微弱、脉微欲绝等症，如《淮南子·精神训》说："大喜坠阳。"

● 悲则气消。是指过度悲忧伤肺，导致肺失宣降及肺气耗伤的病机变化。临床常见意志消沉、精神不振、气短胸闷、乏力懒言等症。《素问·举痛论》说："悲则心系急，肺布叶举，而上焦不通，荣卫不散，热气在中，故气消矣。"

● 恐则气下。是指过度恐惧伤肾，致使肾气失固，气陷于下的病机变化。临床可见二便失禁，甚则遗精等症。

《灵枢·本神》说："恐惧不解则伤精，精伤则骨痠痿厥，精时自下。"

● 惊则气乱。指猝然受惊伤心肾，导致心神不定，气机逆乱，肾气不固的病机变化。临床可见惊悸不安，慌乱失措，甚则神志错乱，或二便失禁。《素问·举痛论》说："惊则心无所倚，神无所归，虑无所定，故气乱矣。"

● 思则气结。指过度思虑伤心脾，导致心脾气机结滞，运化失职的病机变化。临床可见精神萎靡、反应迟钝、不思饮食、腹胀纳呆、便溏等症状。

情志内伤可导致脏腑气机失调，而气机失调又可妨碍机体的气化过程，引起精气血津液的代谢失常，从而继发多种病症。气机郁滞日久，可化热化火；气机逆上，亢奋有余，也可化热化火，以致火热内生。精血津液的施泄、输布可因气机郁滞而不畅，产生精瘀、血瘀、痰饮等病变，而痰饮与瘀血互结，则又可致症积、肿瘤等。因此，情志内伤引起的病理变化是相当复杂的，多种疾病的发生或诱发，皆与之有关。

（三）多发为情志病症

情志病，病名首见于明·张介宾《类经》，系指发病与情志刺激有关，具有情志异常表现的病证。情志病包括：①因情志刺激而发的病症，如郁症、癫、狂等；②因情志刺激而诱发的病症，如胸痹、真心痛、眩晕（高血压病）等身心疾病；③其他原因所致但具有情志异常表现的病症，如消渴、恶性肿瘤、慢性肝胆疾病等，大都有异常的情志表现，并且其病情也随其情绪变化而有相应的变化。对于情志病症的治疗，心理疏导和情志调摄是必要的治疗手段和方式。

（四）七情变化影响病情

七情变化对病情具有两方面的影响：一是有利于疾病康复。情绪积极乐观，七情反应适当，当怒则怒，当悲则悲，怒而不过，悲而不消沉，有利于病情的好转乃至痊愈。二是加重病情。情绪消沉，悲观失望，或七情异常波动，可使病情加重或恶化。了解七情活动对病情的正负两方面的影响，对把握病情发展变化，采取全面正确治疗，具有实际指导意义。

学会自我心理调控，管理好自己的七情，拥有良好的心态，不忘初心，方得始终！